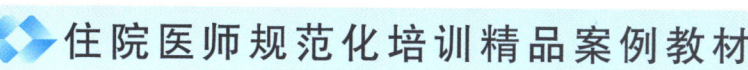
住院医师规范化培训精品案例教材

总主审：王成增　　总主编：姜　勇

普通外科学

本册主编　符　洋　贾　勐　卢秀波

郑州大学出版社

图书在版编目(CIP)数据

普通外科学／符洋，贾勐，卢秀波主编. -- 郑州：郑州大学出版社，2024.12. --（住院医师规范化培训精品案例教材／姜勇总主编）. -- ISBN 978-7-5773-0740-4

Ⅰ.R6

中国国家版本馆 CIP 数据核字第 2024TQ2837 号

普通外科学

PUTONG WAIKEXUE

项目负责人	孙保营　李海涛	封面设计	苏永生
策划编辑	陈文静	版式设计	苏永生
责任编辑	许久峰　苏靖雯	责任监制	朱亚君
责任校对	赵佳雪		

出版发行	郑州大学出版社	地　　址	郑州市大学路40号(450052)
出版人	卢纪富	网　　址	http://www.zzup.cn
经　销	全国新华书店	发行电话	0371-66966070
印　刷	河南龙华印务有限公司		
开　本	850 mm×1 168 mm　1／16		
印　张	9	字　　数	263千字
版　次	2024年12月第1版	印　　次	2024年12月第1次印刷
书　号	ISBN 978-7-5773-0740-4	定　　价	38.00元

本书如有印装质量问题，请与本社联系调换。

编委会名单

总主审 王成增
总主编 姜　勇
编　委（以姓氏笔画为序）

丁德刚	王　叩	王　悦	王　薇	王义生	王成增
王金合	王伊龙	王秀玲	王怀立	王坤正	车　璐
艾艳秋	卢秀波	田　华	兰　超	邢丽华	邢国兰
朱　涛	朱长举	刘　丹	刘　红	刘升云	刘刚琼
刘会范	刘冰熔	刘淑娅	刘献志	闫东明	许予明
许建中	李　莉	李向楠	李淑英	余祖江	宋东奎
宋永平	宋学勤	张　大	张　磊	张英剑	张国俊
张金盈	张建江	陈志敏	范应中	岳松伟	郎　艳
房佰俊	赵　松	赵　杰	赵占正	赵先兰	姜　勇
姜中兴	贺玉杰	秦贵军	贾　勍	贾延劼	徐　敬
高剑波	高艳霞	郭瑞霞	黄　艳	曹　钰	符　洋
董建增	程敬亮	曾庆磊	窦启锋	魏新亭	

秘　书 王秀玲

作者名单

主　　编　符　洋　贾　勐　卢秀波
副主编　胡　荻　秦长江　宋　燕　魏重庆　张　辉　翟文龙
编　　委（以姓氏笔画为序）

王彦军（郑州大学第一附属医院）
王晓明（郑州大学第一附属医院）
王殿琛（郑州大学第一附属医院）
户平安（洛阳市中心医院）
卢秀波（郑州大学第一附属医院）
刘　琪（郑州大学第一附属医院）
刘德总（郑州市第三人民医院）
李红斌（郑州大学第一附属医院哈密医院）
李炜宇（焦作市人民医院）
汪　洋（河南大学淮河医院）
宋　燕（郑州大学第一附属医院）
张　弓（郑州大学第一附属医院）
张　乐（郑州大学第一附属医院）
张　辉（河南省人民医院）
陈昆仑（郑州大学第一附属医院）

苗仁英（郑州大学第一附属医院）
苗轲轲（郑州大学第一附属医院）
周　闯（郑州大学第一附属医院）
郑　伟（河南省人民医院）
胡　荻（郑州大学第一附属医院）
秦长江（河南大学淮河医院）
贾　勐（郑州大学第一附属医院）
殷向阳（郑州市中心医院）
高　磊（郑州市中心医院）
展翔宇（郑州大学第三附属医院）
符　洋（郑州大学第一附属医院）
翟文龙（郑州大学第一附属医院）
樊玉霞（郑州大学第一附属医院）
魏重庆（郑州大学第一附属医院）

编写秘书　魏重庆

前言

随着我国医学教育改革的不断推进，自2013年起，有关部门不断完善全国住院医师规范化培训制度，使住院医师规范化培训工作有章可循。但全国范围内可供规培学员参考的案例版教材却凤毛麟角，而贴近临床、侧重培养学员临床思维的教材也暂未见到，在此背景下策划出版本套"住院医师规范化培训精品案例教材"难能可贵。

普通外科学又称为基本外科学，涉及病种繁多。随着精准精细化医学理念的推广，专科专病化促使普通外科学开枝散叶，胃肠外科、肝胆胰外科、甲状腺外科、乳腺外科、血管外科、疝和腹壁外科等具有专业诊疗特色的亚专业学科逐步形成，使常见病诊疗更加规范，疑难病诊疗研究不断突破。本书依据《住院医师规范化培训内容与标准（2022年版）》，一方面，以真实典型病例形式进行编写。本书受众为已接受过医学本科教育的毕业生，因此在编写过程中，不但要注重疾病诊疗规范、学科最新进展、医学人文素养，同时应将临床思维训练贯穿始终，做好医学毕业生入职前"基本理论、基本知识、基本技能"的转化运用。另一方面，编委会结合基层医院病种特色，按照普外亚专业梳理普外科常见病种，形成本书基本框架，并根据编委会成员学科专长，分为6个小组，分别编写相关亚专业病种案例。

《普通外科学》分册有以下特点：①整体内容为普通外科学病种案例，将《住院医师规范化培训内容与标准（2022年版）》要求融入案例中论述，并与各交叉学科结合，做到详略得当。②以临床常见病为基础选择病例，强调临床思维引导与训练，促使医学生快速向独立合格医生转变。③案例依托真实患者资料，区别于手术学等专著，强调案例涉及手术操作等核心环节，兼顾围术期管理安全，如术前营养评估，另外注重培养学员全程管理理念，在肿瘤病人案例中体现明显，以顺应新时代国民大健康形势。

本教材编写起始即受到丛书编委会高度重视。在丛书编委会的指导下，邀请了众多省内外普通外科学领域专家，多为临床教学经验丰富的一线医师，参与撰写研讨修订，付以心血，在此一并表示感谢。但因医学的不断快速发展，加之编者水平有限，难免存在不足之处，恳请读者多提宝贵意见。

编者

2024年3月

目 录

第一章 胃肠外科

案例 1	胃溃疡穿孔并急性腹膜炎	001
案例 2	胃癌	004
案例 3	胃肠道间质肿瘤	009
案例 4	肠梗阻	013
案例 5	急性阑尾炎	017
案例 6	结肠癌	021
案例 7	直肠癌	026
案例 8	混合痔	031
案例 9	肛周脓肿	034
案例 10	上消化道出血	038

第二章 肝胆胰外科

案例 11	肝创伤性破裂	042
案例 12	原发性肝癌	046
案例 13	门静脉高压症	050
案例 14	急性胆囊炎伴胆囊结石	054
案例 15	急性梗阻性化脓性胆管炎	058
案例 16	肝门部胆管癌	062
案例 17	急性胰腺炎	066

| 案例 18 | 胰腺癌 | 071 |
| 案例 19 | 胰腺囊肿 | 076 |

第三章　甲状腺外科

案例 20	甲状腺腺瘤	081
案例 21	结节性甲状腺肿	084
案例 22	甲状腺功能亢进	087
案例 23	甲状腺乳头状癌	091

第四章　乳腺外科

案例 24	乳腺纤维腺瘤、乳腺增生症	096
案例 25	乳头溢液	101
案例 26	乳腺癌	105

第五章　疝和腹壁外科

案例 27	腹股沟疝	112
案例 28	脐疝	115
案例 29	腹壁切口疝	118

第六章　血管外科

案例 30	血栓性浅静脉炎	125
案例 31	颈动脉狭窄	129
案例 32	下肢动脉硬化闭塞症	133

第一章　胃肠外科

案例 1　胃溃疡穿孔并急性腹膜炎

一、病历资料

(一)门诊接诊

1. **主诉**　上腹部突发剧痛 6 h。
2. **问诊重点**　急性腹痛为消化系统及腹部外科常见急诊症状。患者起病急、时间短，但症状较重，应注意询问疼痛部位、性质、严重程度、诱发及缓解因素、发作时间、与体位的关系、伴随症状，诊疗经过及治疗效果，病程中的一般情况。

> **问诊结果**
>
> 患者中年男性，凌晨急诊入院。6 h 前无明显诱因突发上腹部刀割样剧痛，逐渐弥漫至全腹部，疼痛呈持续性，无明显放射性、转移性，伴有恶心，无呕吐，发热最高38.5 ℃，大汗且口干。自行口服"奥美拉唑"治疗，疼痛缓解不明显，至社区医院行 X 线检查可见"膈下游离气体"，转至医院急诊就诊。自发病以来，未进食水，神志清，精神差，大便未排，小便量少，体重无减轻。1 年前体检发现胃窦部溃疡病，未予治疗。患荨麻疹 2 月余，口服"泼尼松片"治疗，控制可。饮酒 20 年，无嗜烟。

3. **思维引导**　患者以"上腹部突发剧痛 6 h"为主诉入院。疼痛部位为上腹部，须警惕胃、十二指肠及胰腺病变；疼痛性质为持续性剧痛，不可耐受，起病急且症状重，疼痛呈刀割样，伴有恶心症状，考虑为消化道穿孔伴弥漫性腹膜炎；发病后伴有发热及大汗、口干及尿少症状，须警惕感染伴中毒性休克发生；既往胃窦部溃疡病、长期饮酒史及近期服用激素类药物史为消化道穿孔的高危因素；就诊社区医院 X 线可见"膈下游离气体"，为常见的消化道穿孔影像学表现；体格检查应首先测量患者当前基本生命体征，判断是否出现休克表现，查体时应注意腹部是否出现压痛、反跳痛及肌紧张腹膜炎三联征，腹式呼吸是否存在，肝浊音界有无变化，并结合血常规炎症指标变化、生化指标是否有水电解质紊乱、血肿瘤标志物有无升高、腹部 CT 平扫加增强查看穿孔位置及性质，以明确诊断。

(二)体格检查

1. **重点检查内容及目的**　患者当地医院 X 线示"膈下游离气体"，结合患者当前剧烈腹痛及发热大汗、少尿症状，应首先监测患者基本生命体征，警惕感染性中毒休克发生。查体时首先查看腹式呼吸是否存在，触诊查看疼痛严重部位及是否存在压痛、反跳痛、肌紧张及板状腹等腹膜炎表现。

当发生消化道穿孔时肝浊音界可缩小或消失,听诊肠鸣音可有减弱。

体格检查结果

T 38.2 ℃,R 28 次/min,P 112 次/min,BP 85/40 mmHg。

患者神志清,精神差,急性面容,表情痛苦,全身皮肤黏膜无黄染,浅表淋巴结未触及。腹部膨隆,无胃肠型。全腹广泛压痛,呈板状腹,疼痛以上腹部为著,伴有反跳痛及肌紧张,未触及包块,肝浊音界消失,墨菲征阴性,麦氏点无压痛。移动性浊音阳性。肠鸣音减弱,2 次/min。肛门指诊未触及肿块,指套未染血。

2. 思维引导 经上述体格检查,患者血压低、心率快,出现休克表现,全腹有广泛压痛、反跳痛及肌紧张,以上腹部为著,肠鸣音减弱,可闻及移动性浊音,考虑消化道穿孔伴急性腹膜炎,感染性休克,同时存在大量腹水。

(三)辅助检查

1. 主要内容及目的

(1)血常规及全腹部CT:判断炎症病变范围及程度。

(2)胸部CT及心脏超声:评估围术期心肺功能。

(3)腹腔诊断性穿刺:判断腹水的性质及明确诊断。

辅助检查结果

(1)血常规:白细胞(WBC) $12.50×10^9$/L,C反应蛋白(CRP)125 mg/L,pH 7.294。血肿瘤标志物,癌胚抗原(CEA)1.26 ng/mL,糖类抗原19-9(CA19-9)3.35 U/mL。

(2)全腹部平扫加增强CT:胃未充盈,胃窦壁水肿增厚,周围可见游离气体影,腹盆腔积液及渗出性改变(图1-1)。

(3)胸部平扫CT:未见明显异常。

(4)心脏评估:心电图提示窦性心动过速,115 次/min,心脏彩超提示 EF 61%,未见明显心脏功能受损。

(5)腹腔诊断性穿刺:腹腔穿刺(肝周)可见脓性黄色腹水。

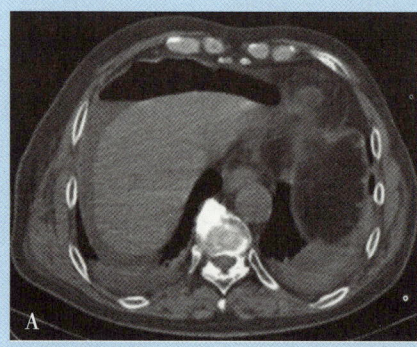 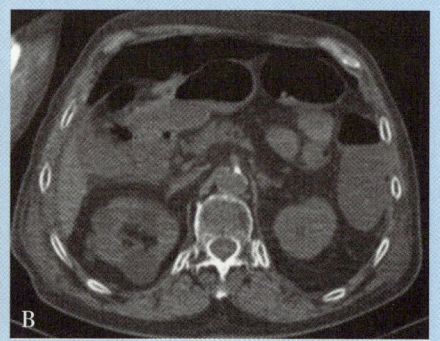

A.肝上液-气平面;B.腹腔游离气体

图1-1 胃穿孔腹部CT

2. 思维引导 根据患者上腹部突发剧痛6 h病史,伴有发热及腹膜炎体征,既往胃溃疡及近期服用激素史,当地社区医院X线检查可见膈下游离气体,考虑消化道穿孔。经入院急查血:WBC 12.50×10^9/L,CRP 125 mg/L,炎症指标明显升高。急查腹部CT,发现胃窦壁水肿增厚,周围可见游离气体影,腹盆腔积液及渗出性改变。考虑胃溃疡穿孔伴急性腹膜炎诊断。

(四)诊断

1. 诊断　分析上述病史、查体、辅助检查结果,给出诊断:胃溃疡穿孔并急性腹膜炎。

2. 思维引导　患者胃溃疡穿孔诊断明确,穿孔部位位于胃窦部,同时伴有急性腹膜炎。患者发病急,时间短,腹膜炎较重且出现感染性休克表现,选择积极手术治疗更为合适。

二、治疗经过

(一)手术治疗

胃溃疡穿孔手术主要包括穿孔缝合修补术和胃大部切除术。腹腔镜下穿孔修补术适用于穿孔较小、穿孔时间短、腹腔污染轻者,胃大部切除术适用于穿孔较大、穿孔时间长、腹腔污染重者。

围术期管理

1. 术前准备　取半卧位,禁食、胃肠减压,镇静、止痛、吸氧。

2. 手术经过

(1)静脉吸入复合麻醉。

(2)手术探查:腹腔见上腹部及盆腔脓性液,量约200 mL,部分小肠、肝脏表面、腹壁被覆脓苔,网膜及部分肠管粘连,胃窦前壁可见一处1.5 cm×1.0 cm破口,破口处有消化液溢出,破口周边胃组织水肿质硬(图1-2)。

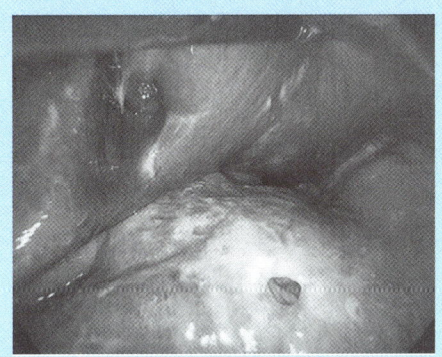

图1-2　术中胃穿孔情况

(3)远端胃大部切除术:取上腹正中绕脐切口,切口长约20 cm。逐层进腹,分离粘连,相继离断胃周血管,裸化胃壁,沿胃壁裸化至穿孔破口上方5 cm,于后壁游离处汇合;直线切割闭合器离断十二指肠,完成远端胃离断并残胃小肠BⅡ吻合并小肠布朗吻合;大量温盐水反复冲洗腹腔及清除脓苔至腹腔清洁,经右上戳卡孔留置肝胃间隙引流管一枚,经右下戳卡孔留置盆腔引流管一枚。

3. 术后管理

(1)术后抗生素应用:根据细菌培养及药物敏感试验结果科学合理选用抗生素。

(2)补充热量及营养支持:应在静脉输入葡萄糖补充能量时同时输注氨基酸、脂肪乳及白蛋白。长期禁食患者应尽早给予充足肠外营养。

(3)纠正水、电解质紊乱:根据患者指标及临床情况,判断失水及酸碱失衡类型,结合发病原因制订相应纠正水、电解质紊乱的方案。

思维引导：对于消化道溃疡穿孔一般采取保守治疗及外科手术治疗两种方式。保守治疗主要针对年轻患者、空腹穿孔、穿孔时间短、体征较轻、腹腔污染不严重的情况；手术治疗主要包括穿孔修补术及胃大部切除术，术后应严密观察有无出血、梗阻及吻合口瘘等情况发生。

（二）随访

规律规范随访，术后根据病理结果分析穿孔原因为溃疡性或肿瘤性。如证实为消化性溃疡，应进行正规的溃疡病药物治疗；如为肿瘤性则根据术后病理分期进行规律化疗等治疗，定期复查肿瘤标志物、胸部和全腹 CT 及胃镜检查；如仅行穿孔修补术而未获得病理学诊断，应在术后 6 周后行胃镜检查，根据检查结果行进一步治疗。

三、思考与讨论

患者上腹部急性疼痛 6 h，既往消化道溃疡病史，近期有激素应用史，且有腹膜炎三联征，入院考虑为消化道穿孔伴急性腹膜炎。急查腹部 CT，可见胃窦壁水肿增厚，周围可见游离气体影，腹盆腔积液及渗出性改变。给予术前取半卧位、禁食水、留置胃管减压及补液治疗，完善术前检查后急诊全麻下行"腹腔镜探查术+远端胃大部切除术"；术中确切吻合、严密止血，反复冲洗腹腔并留置引流管，术后给予广谱抗生素抗感染，纠正水、电解质及酸碱平衡紊乱，肠外+肠内营养支持治疗；术后恢复好，无发热，术后第 3 天排气，拔除胃管嘱饮水，术后第 5 天给予流食，逐渐过渡至半流食，后逐渐拔除腹盆腔引流管，术后第 9 天拆线出院。院外进一步规律治疗消化道溃疡病，年度复查胃镜。

四、练习题

1. 胃溃疡穿孔有哪些治疗方式？如何选择？
2. 胃溃疡穿孔如需要手术治疗，手术方式如何选择？
3. 胃溃疡穿孔术后可能有哪些并发症？如何处理？

五、推荐阅读

[1] 陈孝平,汪建平,赵继宗.外科学[M].9版.北京:人民卫生出版社,2018.
[2] 张启瑜.钱礼腹部外科学[M].2版.北京:人民卫生出版社,2017.
[3] 刘玉村,朱正纲.外科学:普通外科分册[M].北京:人民卫生出版社,2015.
[4] 汤森德,比彻姆,埃弗斯,等.克氏外科学:第20版[M].陈孝平,刘玉村,编译.影印中文导读版.长沙:湖南科学技术出版社,2020.
[5] 史延芳,张家骧.酸碱平衡和酸碱平衡紊乱[M].北京:人民卫生出版社,2018.

（殷向阳 高 磊）

案例 2　胃　癌

一、病历资料

（一）门诊接诊

1. 主诉　上腹隐痛 2 个月。

2. 问诊重点 疼痛部位、性质、严重程度、诱发及缓解因素、伴随症状、诊疗经过及治疗效果,既往病史及营养史等。

> **问诊结果**
>
> 中年男性,专业技术人员。2 个多月前饥饿时上腹隐痛,呈持续性,能耐受,进食后缓解,伴厌油腻,无恶心、呕吐,无黑便。当地胃镜:胃溃疡?病理:炎症伴腺体不典型增生。对症治疗效果不佳。转院复查胃镜:考虑胃癌。病理:黏膜重度炎症,不排除高级别上皮内瘤变。发病以来,食欲正常,体重未减。高血压 5 年余,口服"氨氯地平片",控制平稳;饮酒 15 年;父亲病故于"肺癌"。

3. 思维引导 患者疼痛部位为上腹,可为胃、十二指肠、胰腺及肝胆疾病;饥饿时诱发腹痛,进食后症状缓解,为消化性溃疡症状;性质为持续性隐痛,症状稍轻,病程较长,倾向炎症迁延或肿瘤;胃镜发现溃疡,并不典型增生,对症治疗无效,结合患者男性、长期饮酒史、父亲"肺癌"家族史,警惕癌变可能。

(二)体格检查

1. 重点检查内容及目的 腹部、浅表淋巴结及肛诊,评估原发灶位置与活动度,腹腔有无转移灶,远处淋巴结有无转移表现。

> **体格检查结果**
>
> T 36.3 ℃,R 20 次/min,P 80 次/min,BP 125/70 mmHg。
>
> 患者营养良好,全身皮肤黏膜无黄染,浅表淋巴结未触及。腹平坦,无压痛,未触及包块。移动性浊音阴性。肠鸣音正常。肛门指诊未触及肿块,指套未染血。

2. 思维引导 患者上腹无压痛,未触及包块,示胃部病灶未形成较大肿块;移动性浊音阴性,肛诊无结节,浅表淋巴结无肿大,未见腹膜转移及淋巴结转移。食欲、体重未减,无贫血貌,无营养风险。

(三)辅助检查

1. 主要内容及目的

(1)胃镜病理:可明确病灶性质及位置。

(2)CT:可确定临床病理分期。

(3)血化验及心、肺检查:评估重要脏器功能。

> **辅助检查结果**
>
> (1)血化验:血红蛋白(Hb)156 g/L;CEA 0.73 ng/mL,CA19-9 6.35 U/mL。
>
> (2)胃镜:胃体巨大隆起,质硬,中央深溃疡,覆厚苔,诊断胃癌(图 1-3);胃镜病理提示(胃体)黏膜内腺癌(图 1-4)。
>
> (3)腹部 CT:胃体大弯、胃窦胃壁稍增厚,强化明显近全层,浆膜面光整。考虑胃体大弯、胃窦恶性肿瘤,$cT_3N_0M_0$(图 1-5)。
>
> (4)胸部 CT:双肺炎性结节。
>
> (5)心电图、心脏彩超:左心室高电压,射血分数(EF)64%。

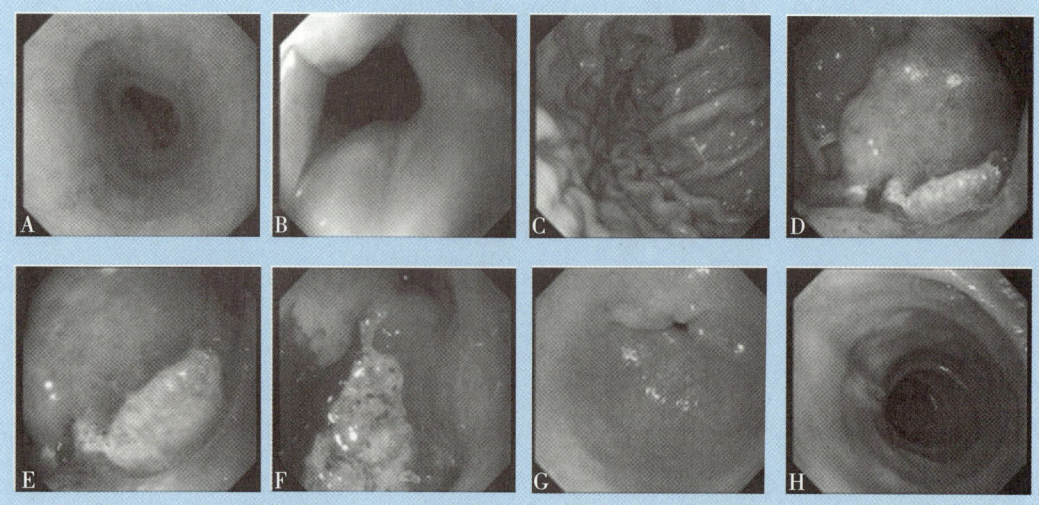

A.食管；B.贲门；C.胃底；D~F.胃体；G.胃窦；H.十二指肠降部

图 1-3 胃镜

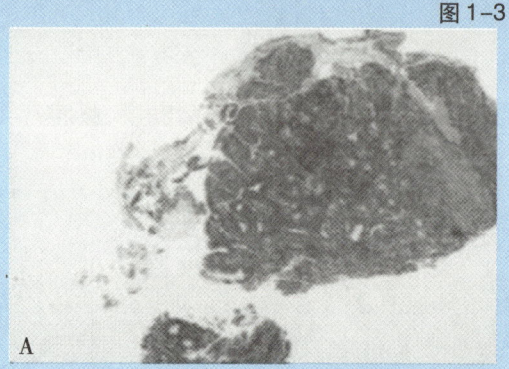

A.×100；B.×40

图 1-4 病理

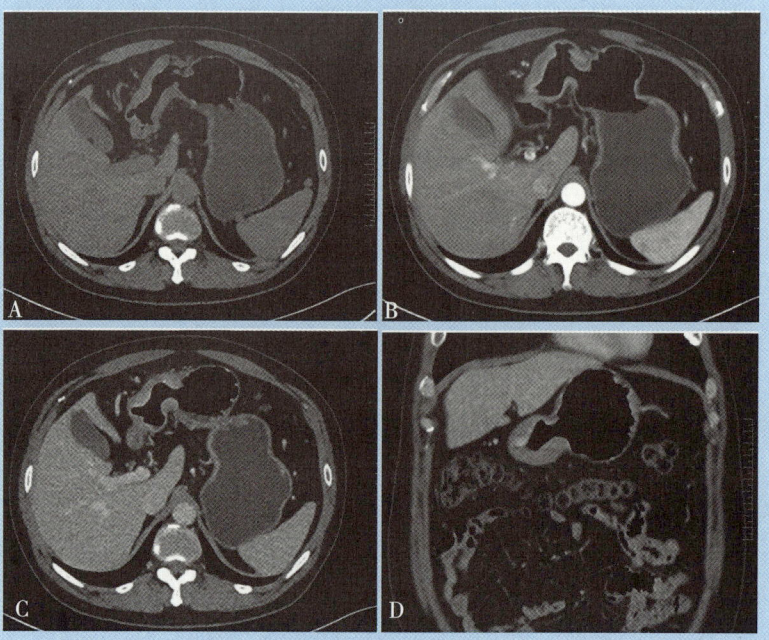

A.横断位平扫 CT；B.横断位动脉期 CT；C.横断位静脉期 CT；D.冠状位静脉期 CT

图 1-5 腹部 CT

2. 思维引导 患者再次胃镜活检确诊胃癌,分期诊断示局部进展期胃癌,无心肺功能障碍,经营养风险筛查评估表(Nutritional Risk Screening 2002,NRS2002)评估无营养风险。

(四)诊断

1. 诊断 胃体胃窦腺癌,$cT_3N_0M_0$,ⅡB 期。

2. 思维引导 患者为进展期胃癌,须进行以手术为主的综合治疗。经评估,现无手术禁忌,须结合患者意愿,直接手术或新辅助治疗降期后再行根治切除。

二、治疗经过

(一)手术治疗

胃癌根治手术包括切除胃部原发病灶,根据肿瘤部位及分期完整清扫胃周淋巴结及软组织,重建消化道。

围术期管理

1. 术前准备 贯彻加速术后康复(enhanced recovery after surgery,ERAS)理念:不留置胃管,不行机械性肠道准备,术前晚不禁食,术前 2 h 禁饮水,术前即刻留置导尿管。

2. 手术经过

(1)静脉吸入复合麻醉,腹部辅助小切口行神经阻滞。

(2)手术探查:以上腹部为中心消毒,5 孔法置入戳卡(Trocar),探查腹腔内无腹水,肝、脾、腹膜、网膜、肠系膜、直肠膀胱陷凹等未见转移结节;肿瘤位于胃窦胃小弯侧,累及部分胃体,约 4 cm×4 cm,浆膜受累,活动良好;探查小网膜囊无转移,胰头未受侵。

(3)腹腔镜辅助根治性远端胃大部切除术(第二站淋巴结清除+毕Ⅱ式吻合,D2+BⅡ):游离大网膜至结肠脾区,基于"膜解剖理论",于网膜左系膜区域完整清扫系膜内淋巴结,并于脾下极血管分支上缘离断血管,继续裸化胃大弯侧胃壁;右向分离网膜至结肠肝区,清扫网膜右系膜,于胰十二指肠前上静脉上方离断网膜右静脉;沿胃十二指肠动脉前方分离至肝总动脉右前方游离胃右系膜,左向经由胰腺上缘分离胃左系膜,注意胃左静脉不同变异情况,继续左向沿脾动脉游离胃后系膜,至胃体近段后壁小弯侧,裸化胃壁;于胃小网膜离断肝胃韧带,至贲门,沿胃壁裸化至肿瘤上方 5 cm,于后壁游离处汇合;镜下直线切割闭合器离断十二指肠,取上腹部小切口完成远端胃离断,同时行残胃小肠 BⅡ吻合并小肠布朗吻合;经右上戳卡孔留置肝胃间隙引流管 1 根。

3. 术后管理

(1)术后 1 d,胃管胃液少量,拔除;术后给予非甾体镇痛药为主的复合镇痛;早期下床活动;早期饮水,进行无渣流食,早期滋养型喂养阶段,根据患者理想体重(57 kg)补以全营养混合液(total nutrient admixture,TNA)。

(2)术后 72 h 排气,7 d 经口进食目标量 60%[目标量为热量摄入 105~126 kJ/(kg·d),蛋白质摄入 1.2~2.0 g/(kg·d)],出院。

思维引导:D2 淋巴结清扫为进展期胃癌廓清标准,"膜解剖理论"、吲哚菁绿指引淋巴结清扫术有待验证。腹腔镜辅助根治性远端胃大部切除术在进展期胃癌的近远期疗效已证实,全腔镜手术、机器人手术、减孔或单孔微创手术、经自然腔道取标本手术(NOSES)有待临床验证。消化道重建手术方式较多,不同方式的近期、远期效果暂无定论。临床实践须考量手术安全性、创伤大小、操作难

易、远期消化功能保全几个方面。该患者病灶累及胃体、胃窦、胃小弯,术中须确保切缘安全。术后关注体温、管道颜色,早期发现腹腔出血、感染、吻合口瘘等并发症。

(二)辅助治疗

辅助化疗可延长进展期胃癌患者无病生存期,改善预后。

术后病理

病理分期:$pT_3N_0M_0$,ⅡA 期。

部位:远端胃。大体类型:溃疡型。大小为 5.5 cm×5.0 cm×1.5 cm。组织学类型:腺癌。Lauren 分型:肠型。组织学分级:Ⅱ级。浸润深度:浆膜下层。脉管侵犯:有。神经侵犯:无。切缘侵犯:无。

淋巴结:未见转移癌(0/37)。

免疫组化:MSH(+),MSH6(+),MLH1(+),PMS2(+),胃 Her-2(4B5)(2+)。

---

1. 化学药物治疗(简称化疗)方案　进展期胃癌均需要辅助化疗,方案以 5-氟尿嘧啶(5-FU)为基础:单药替吉奥(SD)、替吉奥+奥沙利铂(SOX)或卡培他滨+奥沙利铂(XELOX)。

用药

(1)时机:术后切口愈合良好,饮食量正常,术后 3~6 周开始,21 d 为 1 个周期,共 6~8 个周期。

(2)化疗方案(SOX):奥沙利铂 130 mg/m^2,2~4 h,ivgtt,第 1 天。替吉奥 60 mg,bid,po,第 1~14 天。

---

2. 化疗期间的管理

(1)不良反应:恶心、呕吐等消化道反应,可抑酸预防止吐用药;定期监测骨髓造血功能、肝功能、肾功能。

(2)饮食指导:温软易消化、高蛋白低脂饮食,少量多餐,如有脂肪泻,补充外源消化酶。

3. 思维引导　患者 pTNM:ⅡA 期,脉管侵犯(+),错配修复(mismatch repair,MMR)蛋白表达完整,Her-2(2+)。微卫星高度不稳定性(MSI-H)/错配修复缺陷(dMMR)患者对辅助化疗不获益,该患者为错配修复完整(proficient mismatch repair,pMMR),辅助化疗可获益。Her-2 阳性提示患者预后不良,该患者可补做荧光原位杂交(fluorescence insitu hybridization,FISH)检测评估预后。辅助治疗期间重视患者营养宣教,监测体重。

(三)随访

术后出现腹痛腹胀、腹部不适等症状,须复查排除转移。随访周期:2 年内间隔 3~4 个月,2~5 年内间隔 6 个月,5 年后间隔 1 年。随访内容包括问诊、体格检查、血肿瘤标志物、影像学检查(胸部 X 线片、肝胆彩超、CT、胃镜等)。近期研究提示外周血叶绿体 DNA(ctDNA)监测更为灵敏精准。

三、思考与讨论

患者腹痛发病,多次胃镜活检确诊胃癌,影像学检查诊断局部进展期胃癌,行腹腔镜胃癌根治术,围术期贯彻快速康复理念,顺利出院。pTNM ⅡA 期,辅以 SOX 化疗并规律随访。该分期患者

5年生存期约80%,但Ⅲ期以后患者预后较差。防治重心亟须前移:健康宣教,远离胃癌危险因素(熏烤、盐腌食品,幽门螺杆菌感染,胃慢性疾病,癌前病变),预防肿瘤发生;识别高危人群,筛查胃镜,及时治疗癌前病变,提高早癌诊出率;进展期胃癌建议围术期治疗,探索高缓解率围术期方案,提高肿瘤完全切除(R0)率,改善患者长期生存。

四、练习题

1. 胃癌新辅助治疗指征有哪些?
2. 胃癌微创治疗循证医学证据有哪些?
3. 营养风险筛查与评定的常用工具有哪些?

五、推荐阅读

[1] 张启瑜.钱礼腹部外科学[M].2版.北京:人民卫生出版社,2017.
[2] 汤森德,比彻姆,埃弗斯,等.克氏外科学:第20版[M].陈孝平,刘玉村,编译.影印中文导读版.长沙:湖南科学技术出版社,2020.
[3] 李子禹,闫超,李沈.胃癌围手术期营养治疗中国专家共识(2019版)[J].中国实用外科杂志,2020,40(2):145-151.

(魏重庆　符　洋)

案例3　胃肠道间质肿瘤

一、病历资料

(一)门诊接诊

1. **主诉**　间断中上腹痛2月余,胃镜发现黏膜下占位3 d。
2. **问诊重点**　腹痛为消化系统及腹部外科较为常见症状,患者起病时间较长,症状稍轻,应注意询问疼痛部位、性质、严重程度、诱发及缓解因素、伴随症状、诊疗经过及治疗效果,既往病史以及营养相关病史等。

> **问诊结果**
>
> 患者青年男性,工人,既往体健。2个多月来间断出现中上腹隐痛,呈间歇性,持续10 min后可自行缓解,偶有反酸和嗳气症状,无呕吐,无黑便。到当地医院就诊,行胃镜检查,提示胃体大弯侧黏膜下见一直径约6 cm的隆起,表面粗糙破溃,超声内镜示肿物侵犯胃壁全层,内部质地不均,考虑胃肠道间质肿瘤可能性大。自发病以来,食欲下降,睡眠可,小便正常,大便颜色较深,体重稍减轻。

3. **思维引导**　患者为青年男性,临床表现为中上腹隐痛2月余。疼痛部位为中上腹,疼痛性质为间歇性隐痛,可自行缓解,病程2月余,倾向炎症迁延不愈或肿瘤;于当地医院就诊,给予胃镜,示胃体大弯侧黏膜下见一直径约6 cm的隆起,表面粗糙破溃,超声内镜示肿物侵犯胃壁全层,内部质地不均,考虑患者罹患胃肠道间质肿瘤可能性大;体格检查注意上腹部是否有压痛,能否触及肿块,并结合血常规有无贫血,粪便隐血是否阳性,血肿瘤标志物有无升高,腹部平扫加增强 CT 有无肿块,必要时再次复查胃镜、超声胃镜等检查,以明确病变性质。

(二)体格检查

1. 重点检查内容及目的 患者为青年男性,当地胃镜提示胃体大弯侧黏膜隆起,重点检查腹部体征。患者的症状与肿瘤的部位、大小和生长方式密切相关。瘤体大时,可扪及腹部包块。如有包块,注意包块大小、边界、活动度如何,并初步评估肿块手术切除可能;瘤体生长较大可造成瘤体内出血、坏死及囊性病变导致消化道出血,应重点观察患者的精神状态,是否存在睑结膜、甲床苍白等贫血貌。

> **体格检查结果**
>
> T 36.5 ℃,R 19 次/min,P 79 次/min,BP 118/75 mmHg。
>
> 患者神志清、精神可;轻度贫血貌,全身皮肤黏膜无黄染,浅表淋巴结未触及。右上腹稍膨隆,未见腹壁静脉曲张。全腹软,中上腹可扪及一直径约 6 cm 的肿块,质软,稍可移动,边界不清。全腹无压痛、反跳痛及肌紧张,移动性浊音阴性,肠鸣音正常。

2. 思维引导 经上述体格检查,腹部发现一直径约 6 cm 的肿块,并有轻度贫血貌,须完善腹部影像学 CT 检查,以明确肿瘤的部位、大小、形态、与周围脏器的关系和有无远处转移,进一步评估胃肠间质瘤的治疗方式。

(三)辅助检查

1. 主要内容及目的
(1)血常规及大便常规判断有无贫血及消化道出血,肿瘤标志物协助鉴别诊断胃癌等恶性肿瘤。
(2)超声胃镜及全腹部 CT:明确病灶大小、性质、定位。
(3)胸部 CT 及心脏超声:评估围术期心肺功能。

> **辅助检查结果**
>
> (1)血常规、大便常规、肿瘤标志物:红细胞(RBC) 5.27×10^{12}/L,Hb 100 g/L;大便常规,隐血阳性;CEA 0.73 ng/mL,CA19-9 6.35 U/mL。
> (2)超声胃镜检查:胃体大弯侧黏膜下见一直径约 6 cm 的隆起,肿物侵犯胃壁全层,内部质地不均(图 1-6)。

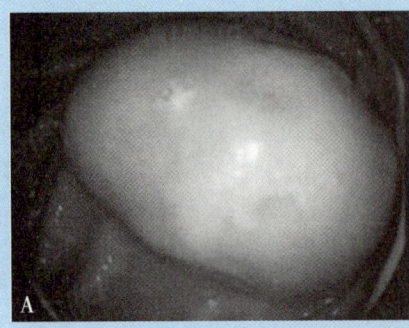 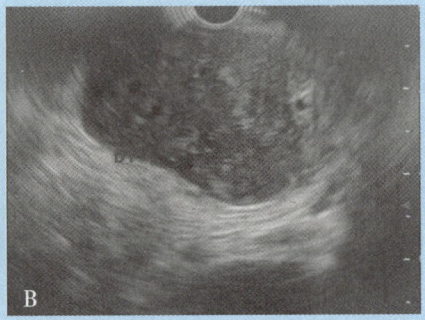

A. 胃镜下瘤体;B. 胃镜超声

图 1-6 胃肠道间质肿瘤超声胃镜

(3)全腹部平扫+增强CT：胃体大弯侧近端区域可见突向胃腔内椭圆形软组织肿物，直径约6cm，肿物密度不均。增强可见明显强化，其余脏器未见明显转移征象(图1-7)。

(4)CT胸部平扫：未见明显异常。

(5)心脏评估：心电图提示左心房增大，心脏彩超提示EF 65%。

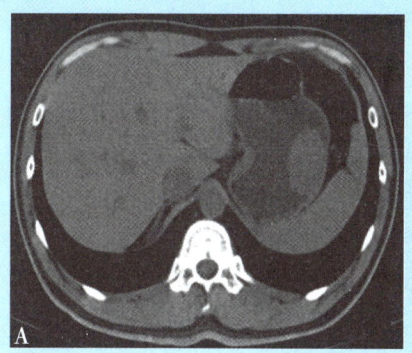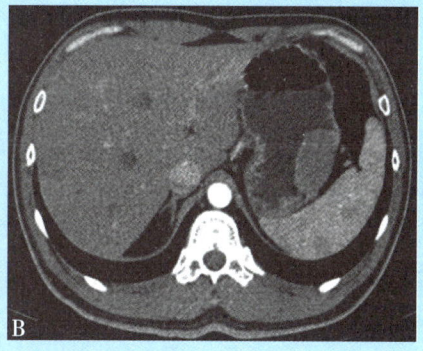

A．静脉期CT；B．动脉期CT

图1-7 胃肠道间质肿瘤腹部CT

2.思维引导　根据患者中上腹隐痛2月余病史，结合当地超声内镜胃镜及活检提示胃肠道间质肿瘤，CT发现胃体大弯侧近端区域突向胃腔内椭圆形软组织肿物，肿物密度不均，局部可见坏死，增强可见明显强化，倾向胃肠道间质肿瘤诊断。

(四)诊断

1.诊断　分析上述病史、查体和辅助检查结果，给出诊断：胃肠道间质肿瘤(胃体大弯侧)。

2.思维引导　患者初步诊断为胃肠道间质肿瘤，位于胃体大弯侧，无远处转移。治疗首选手术治疗。

二、治疗经过

(一)手术治疗

根据肿瘤的部位可选择局部切除、胃大部切除术及全胃切除术，切除线应距肿瘤边缘1 cm以上且病理检查切缘阴性。

围术期管理

1.术前准备　术前不留置胃管，术前晚不禁食，术日手术前2 h禁饮水，术前即刻留置导尿管。

2.手术经过

(1)静脉吸入复合麻醉，腹部辅助小切口可行神经阻滞。

(2)手术探查：腹腔内未见转移；胃体大弯侧近端部分可触及一巨大肿块，直径约6 cm，与胃体浆膜层相连，边界清楚，考虑为胃肠道间质肿瘤可能，决定行腹腔镜下胃体肿物切除术。

(3)腹腔镜下胃体肿物切除术：打开胃结肠韧带，松解胃脾韧带及小网膜囊，游离胃体大弯侧网膜及血管，离净后使用鸭嘴钳夹持胃体固定肿物，镜下切割闭合器沿肿物纵轴近胃体侧1 cm处切割离断肿物，使用3-0倒刺线予以缝合加固胃体断端，冲洗，查无出血，胃体大弯侧放置引流管，头端至脾窝，将标本装入镜下标本袋，沿上腹部正中纵行小切口取出标本，逐层缝合关腹。标本送石蜡病理检查。

3. 术后管理

（1）术后给予非甾体抗炎药为主的复合镇痛；早期下床活动；早期经口饮水，预防性应用抗生素 48 h，早期行全营养混合液营养支持，术后第 3 天改肠外营养加肠内营养治疗，经口流质无渣营养粉，术后第 5 天改半流质。

（2）术后 48 h 排气，未见明显发热，术后第 4 天拔除腹腔引流管，术后第 7 天拆线出院。

思维引导：长期以来，外科手术是胃肠道间质肿瘤患者首选也是唯一有治愈可能的治疗手段。手术方式的选择与切除的范围取决于肿瘤的大小和生长部位。目前认为淋巴结清扫对于预后没有帮助，行胃肿物切除即可；但无论是恶性还是良性胃肠道间质肿瘤，均必须保证切缘无瘤细胞残留，即使肿瘤已侵犯邻近器官或有腹膜播散，也应争取根治性切除。

（二）辅助治疗

辅助治疗是胃肠道间质肿瘤治疗的重要组成部分，小分子抑制剂甲磺酸伊马替尼可以控制术后复发，改善预后。

术后病理

胃肠道间质肿瘤（胃）大小约 7 cm×5 cm×3 cm，核分裂象<5/50HPF，中危险度。免疫组化结果：CD117(+)、CD34(+)、Dog-1(+)、SMA(-)、S-100(-)、Ki-67 10%。基因检测示 *CKIT*、*PDGFRA* 基因相应的外显子均未检出突变。原发胃肠道间质肿瘤危险度分级见表 1-1。

表 1-1 原发胃肠道间质肿瘤危险度分级

危险度分极	肿瘤大小/cm	核分裂象/(个/5 mm^2)	肿瘤原发部位
极低	≤2	≤5	任何
低	2.1~5.0	≤5	任何
中	2.1~5.0	6~10	胃
	≤2^a	6~10	任何
	5.1~10.0	≤5	胃
高	任何	任何	肿瘤破裂
	>10	任何	任何
	任何	>10	任何
	>2	>5	任何
	>2,≤5	>5	非胃原发
	>5,≤10	≤5	非胃原发

注：(1)来自《中国胃肠间质瘤诊断治疗共识(2017年版)》。
(2)《GIST 诊疗指南 2021 版》(CSCO 指南)中统一核分裂象计数单位为每 5 平方毫米，与 50HPF 可等换。
(3)a 处为"针对原分级不足，专委会进行修订"标志。

1. 辅助治疗方案 甲磺酸伊马替尼 400 mg，po，qd，服用 3 年。

2. 思维引导 患者胃窦部胃肠道间质肿瘤，术后病理显示间质瘤大小约 7 cm×5 cm×3 cm，核分裂象<5/50HPF，中危险度。按《中国临床肿瘤学会胃肠间质瘤诊疗指南 2024》推荐，术后予以甲磺

酸伊马替尼辅助治疗,患者于胃肠道间质肿瘤专病门诊接受规律术后随访。

(三)随访

规律服药,定期随访复查。随访周期:低危患者,应每6个月随访10次,持续5年;中、高危患者,应每3个月随访1次,持续3年,然后每6个月随访1次,直至5年,5年后每年随访1次。随访内容为腹腔、盆腔增强CT或MRI。

三、思考与讨论

患者中上腹痛2月余,当地胃镜示胃体黏膜下隆起肿物。CT发现,胃体大弯侧近端可见突向胃腔内椭圆形软组织肿物,肿物密度不均,局部可见坏死,增强可见明显强化。鉴于肿瘤瘤体中等,行腹腔镜下胃体肿物切除术,围术期贯彻加速术后康复理念,顺利出院。术后病理示胃肠道间质肿瘤(中危险度),辅以甲磺酸伊马替尼治疗并规律随访。现阶段胃肠道间质肿瘤的诊治基于精准的影像学检查及消化内镜技术,再进行免疫组化检查及基因检测,对肿瘤进行明确诊断及分型,临床上的治疗也通过手术治疗联合靶向治疗,并根据具体基因分型制订个体化治疗方案,大大改善了胃肠道间质肿瘤患者的预后。

四、练习题

1. 胃肠道间质肿瘤的术前诊断方法有哪些?确诊方法是什么?
2. 巨大的高危胃肠道间质肿瘤的治疗原则及治疗方案是什么?
3. 目前消化系统恶性肿瘤临床常用的靶向治疗药物有哪些?

五、推荐阅读

[1] 陈孝平,汪建平,赵继宗.外科学[M].9版.北京:人民卫生出版社,2018.
[2] 张启瑜.钱礼腹部外科学[M].2版.北京:人民卫生出版社,2017.
[3] 秦新裕,沈坤堂,刘凤林.从外科角度看胃肠间质瘤治疗理念的变迁[J].中华外科杂志,2020,58(1):5-6.
[4] 汤森德,比彻姆,埃弗斯,等.克氏外科学:第20版[M].陈孝平,刘玉村,编译.影印中文导读版.长沙:湖南科学技术出版社,2020.

(殷向阳 高 磊)

案例4 肠梗阻

一、病历资料

(一)门诊接诊

1. **主诉** 间断下腹部疼痛5d。
2. **问诊重点** 腹痛为消化系统及腹部外科常见症状。患者起病时间较短,症状稍轻,应注意询问疼痛部位、性质、严重程度、诱发及缓解因素、伴随症状、诊疗经过及治疗效果,既往病史以及营养相关病史等。

> **问诊结果**
>
> 患者中年女性,农民,既往体健;18年前有剖宫产手术史,无吸烟及饮酒史;否认家族中有类似遗传性疾病。5 d前,进食油腻食物后下腹隐痛,呈间断性,能耐受,无缓解,伴腹胀,伴恶心、呕吐,呕吐物为胃内容物;无腹泻、黑便。附近诊所给予"消炎止痛"处理,症状无明显改善,前来门诊就诊,腹部CT示肠梗阻,收住胃肠外科。自发病以来,进食少,体重无减轻。

3. **思维引导** 患者间断性下腹痛5 d。疼痛部位为下腹部,注意小肠、结肠及肠系膜病变,不排除妇科疾病,消化道造影及腹部CT有助于进一步鉴别;疼痛性质为下腹部胀痛,能耐受,症状稍轻,病程5 d,较短,倾向炎症迁延;与进食有关,机械性肠梗阻最常见,考虑和既往剖宫产手术有关,考虑低位肠梗阻;就诊于当地医院,行腹部CT示肠梗阻,治疗效果不佳。由于治疗方案患者无法提供,需要警惕有无消化道穿孔及妇科疾病可能。结合患者女性,无饮酒史、家族类似遗传性病史,体格检查注意视诊,腹部是否有肠型及蠕动波,下腹部是否有压痛,能否触及肿块,移动性浊音是否为阳性,肠鸣音是否正常,肛诊有无直肠前结节、肿块等阳性体征,并结合血常规有无白细胞计数及中性粒细胞百分比升高,粪便隐血是否阳性,腹部平片是否有小肠气-液平面,腹部CT平扫是否有结肠肠腔扩张及气-液平面,以明确病变位置及性质。

（二）体格检查

1. **重点检查内容及目的** 患者当地腹部CT提示小肠梗阻,X线站立位时见小肠"阶梯样"液平面,重点检查腹部体征。须注意腹部有无隆起、视诊有无肠型及蠕动波,触诊有无压痛,能否触及包块,如有包块,大小、形状、边界、活动度如何,有无触痛,提示梗阻部位,并初步评估治疗手段;如为高位肠梗阻,呕吐早而频,呕吐物为胃及十二指肠液,腹胀不明显;低位者呕吐迟而少,呕吐物呈粪样,腹胀显著;可闻及肠鸣音亢进或减弱甚至消失等肠梗阻体征;另腹部触诊,须关注墨菲征、胆囊区有无压痛,协助鉴别胆囊炎;麦氏点有无压痛,协助鉴别阑尾炎;中上腹胰腺走行区有无压痛,鉴别慢性胰腺炎或其他胰腺疾病;腰部及肾区有无压痛及叩击痛,鉴别泌尿系统结石及卵巢囊肿蒂扭转。

> **体格检查结果**
>
> T 37.5 ℃,R 20次/min,P 90次/min,BP 125/70 mmHg。
>
> 患者营养良好,全身皮肤黏膜无黄染,浅表淋巴结未触及。下腹稍膨隆,可见胃肠型。下腹有轻压痛,未触及包块,肝、脾肋缘下未触及,墨菲征阴性,麦氏点无压痛。移动性浊音阴性。肠鸣音亢进,可闻及气过水声,6次/min。肛门指诊未触及肿块,指套未染血。

2. **思维引导** 经上述体格检查,下腹部有压痛但未触及肿块,无恶性肿瘤相关转移征象,患者移动性浊音阴性,肠鸣音亢进,须行腹部影像学CT或消化道造影,明确梗阻部位。

（三）辅助检查

1. **主要内容及目的**

(1) 腹部CT:可初步评估肠梗阻部位及严重程度。

(2) 血常规:评价患者肠源性感染情况。

(3) 全消化道造影评估消化道有无占位,结肠镜评估结直肠有无肿瘤等占位性病变。

(4) 胸部CT、心电图、心脏彩超:评估重要脏器功能。

辅助检查结果

(1) 血常规、大便常规、肿瘤标志物：WBC $11.47×10^9$/L，中性粒细胞百分比（N%）80.7%，RBC $6.05×10^{12}$/L，Hb 131 g/L，血小板（PLT）$278×10^9$/L；血肿瘤标志物正常；大便常规，隐血阴性。

(2) 腹部CT平扫：胃充盈可，近回盲部小肠扩张明显，梗阻，盆腔少量积液，结肠未见明显异常。

(3) 胸部CT平扫：未见明显异常（图1-8）。

(4) 心电图及心脏彩超：心电图示窦性心律；心脏彩超提示EF 66%。

(5) 全消化道造影及结肠镜：均未见异常。

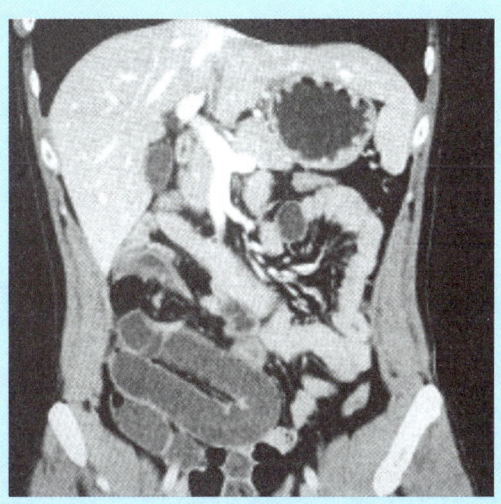

图1-8 腹部CT冠状位

2. 思维引导 根据患者间断下腹部疼痛5 d病史，当地腹部CT提示肠梗阻，复查腹部CT，发现近回盲部小肠扩张明显，考虑小肠梗阻。

(四)诊断

1. 诊断 分析上述病史、查体、辅助检查结果，给出诊断：小肠梗阻。

2. 思维引导 患者肠梗阻诊断明确，部位在回肠近回盲部。治疗原则为以手术为主的综合治疗，包括持续胃肠减压、抗炎、抑酸、补液及肠外营养对症治疗。患者经过营养风险筛查无营养风险，无重要脏器功能损伤，具有手术指征。

由于患者病程超过3 d，可考虑直接手术治疗，选择剖腹探查+肠粘连松解手术或者腹腔镜探查+肠粘连松解术。

二、治疗经过

(一)手术治疗

1. 手术方式

(1) 开腹手术：剖腹探查+肠粘连松解手术，术中探查小肠肠管血运情况，不排除小肠部分切除或行肠吻合术。

(2) 腹腔镜手术：腹腔镜探查+肠粘连松解术，术中探查小肠肠管血运情况，不排除小肠部分切除或行肠吻合术。

2. 围术期管理　加速术后康复理念：以患者为中心，通过术前宣教、围术期无管化少管化、合理选择麻醉方式、微创化外科手术、术后疼痛管理、早期活动、早期经口进食、营养支持等，减轻围术期生理心理创伤，降低患者应激水平，促进机体恢复稳态，实现快速康复。

围术期管理

1. 术前准备　患者有肠梗阻症状，术前留置胃管，已行肠道准备，术前禁食、禁水，术前即刻留置导尿管。

2. 手术经过

（1）静脉吸入插管全身麻醉。

（2）手术探查（图1-9）：全腹部为中心消毒，脐上为观察孔，置入戳卡，探查发现腹腔内少量淡黄色腹液，肝、脾、腹膜、网膜、肠系膜、子宫、双附件及直肠膀胱陷凹等间隙未见明显异常；距回盲部约70 cm小肠与右侧腹壁粘连成角，近端小肠扩张明显，肠内容物无法通过，肠壁血运可，无损伤钳及电刀小心分离，彻底松解肠粘连带，再次检查肠壁无损伤，血运可，术中给予防粘连药物医用几丁糖置于腹腔内。留置腹腔引流管1根，关闭各穿刺孔。

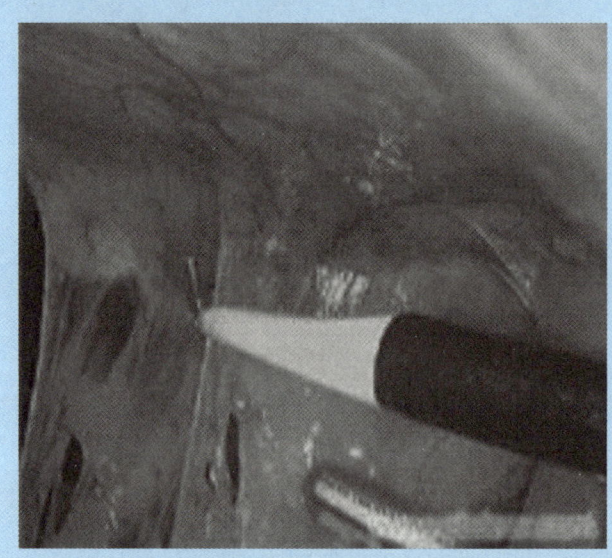

图1-9　腹腔镜探查示小肠与侧腹壁粘连

3. 术后管理

（1）术后留置胃管3～5 d，观察肛门排气、排便情况，予以拔除；术后给予抗炎、抑酸及补液治疗；早期下床活动；根据患者体重补以肠外营养。腹腔引流管：根据腹液引流情况，24 h<50 mL时予以拔除。术后给予早期扩肛。

（2）术后48 h排气，1周后切口甲级愈合出院。

---

3. 思维引导　以手术治疗为主的综合治疗，是治疗肠梗阻的重点，原则上考虑：绞窄性及血运性肠梗阻应立即剖腹探查手术治疗；单纯性肠梗阻根据发病时间及腹部体征情况，可先行保守治疗，无效后再实施手术治疗。近年出现的"精准外科"理论，对腹腔镜探查的手术适应证有了更高要求，术中观察梗阻肠管血运情况，术后关注有无发热、引流管颜色变化，警惕腹腔出血、感染、肠瘘等并发症。

(二)辅助治疗

1. **术后处置** 禁食、禁水(持续胃肠减压);静脉补液(计算补液量,控制补液速度);抑酸、抑制消化酶分泌;抗生素应用;严密观察病情变化。

2. **思维引导** 术后严密观察患者生命体征变化;嘱其早期下床活动,促肛门排气及排便;预防术后再次梗阻的发生,预防术后肺部感染及双下肢深静脉血栓形成。

(三)随访

规律规范随访,嘱其术后切口愈合后规律饮食,勿暴饮暴食,勿饱食后剧烈运动。

三、思考与讨论

患者下腹痛5 d发病,术前完善相关检查,明确诊断后,严格把握手术适应证,行腹腔镜探查+肠粘连松解手术,手术顺利,麻醉满意。围术期贯彻加速术后康复理念,顺利出院。对于肠梗阻的保守治疗及手术治疗还应慎重考虑:对于经积极保守治疗腹痛持续加重无缓解者,腹膜炎体征加重者,出现感染性休克表现者,应立即手术治疗。

四、练习题

1. 机械性肠梗阻的主要表现有哪些?
2. 单纯性肠梗阻与绞窄性肠梗阻的主要区别有哪些?

五、推荐阅读

[1] 陈孝平,汪建平,赵继宗. 外科学[M]. 9版. 北京:人民卫生出版社,2018.
[2] 张启瑜. 钱礼腹部外科学[M]. 2版. 北京:人民卫生出版社,2017.
[3] 汤森德,比彻姆,埃弗斯,等. 克氏外科学:第20版[M]. 陈孝平,刘玉村,编译. 影印中文导读版. 长沙:湖南科学技术出版社,2020.
[4] 胡建昆,张维汉. 急性肠梗阻发病现状及病因分析[J]. 中国实用外科杂志,2019,39(12):1269-1272.

(李炜宇)

案例5 急性阑尾炎

一、病历资料

(一)门诊接诊

1. **主诉** 转移性右下腹疼痛2 d伴恶心、呕吐。

2. **问诊重点** 腹痛是临床极其常见的症状。注意询问腹痛时要重点询问诱发因素,腹痛的部位、时间、性质、程度及伴随症状等。

问诊结果

患者学生,青少年男性,既往体健,无不良嗜好。父母体健。主诉"转移性右下腹疼痛2 d 伴恶心呕吐"来医院急诊科就诊。患者自诉于2 d 前无明显诱因出现上腹部持续性隐痛,未向其他部位放射,休息后无明显好转。2 d 来,腹痛逐渐转移至右下腹并固定,其间有恶心、呕吐3次,呕吐物为胃内容物。病程中患者神志清晰,精神欠佳,睡眠欠佳,食欲欠佳,大小便正常,体重无明显改变。

3. 思维引导 患者为青少年男性,起病急。转移性右下腹疼痛是急性阑尾炎最常见的临床表现。发病早期多出现剑突下阵发性隐痛,需要与胃炎、胃十二指肠溃疡的症状相鉴别。随着病情进展,疼痛逐渐转移至脐部,并最后固定于右下腹,此时须注意与右侧输尿管结石疾病鉴别。部分胃十二指肠溃疡穿孔病例中,溢出的胃内容物可以沿着升结肠旁沟流向右下腹,造成类似转移性右下腹痛的表现。

(二)体格检查

1. 重点检查内容及目的 腹部、浅表淋巴结触诊及肛诊,诊断性试验(包括结肠充气试验、腰大肌试验、闭孔内肌试验)帮助判断阑尾炎及其大概位置。

体格检查结果

T 38.5 ℃,R 21 次/min,P 104 次/min,BP 126/87 mmHg,身高 180 cm,BMI 22 kg/m²。

患者营养良好,全身皮肤黏膜无黄染,浅表淋巴结未触及。腹部平坦,右下腹腹肌紧张,麦氏点压痛、反跳痛,未触及液波震颤,未闻及振水声,未触及包块。移动性浊音(-)。肠鸣音正常,4 次/min。未闻及血管杂音。结肠充气试验(+),闭孔内肌试验(+),腰大肌试验(-)。直肠指检未见异常。

2. 思维引导 经腹部全面重点查体,患者右下腹腹肌紧张,压痛、反跳痛,初步考虑阑尾炎。为明确患者内环境状况,须进一步检查。

(三)辅助检查

1. 主要内容及目的

(1)血常规:可以反映炎性状况。
(2)腹部彩超:可查看阑尾状态及腹腔有无积液。
(3)腹部 CT:可直观了解阑尾位置及局部炎症状态等信息。
(4)尿、大便常规有无隐血可协助判断输尿管有无受累及结直肠有无脓肿侵及。

辅助检查结果

(1)血、尿、大便常规:血常规,WBC 18.68×10⁹/L,N% 90.7%,RBC 4.2×10¹²/L,Hb 136 g/L,PLT 243×10⁹/L;尿常规,WBC(-),潜血(+);大便常规,阴性。
(2)超声检查:右下腹异常回声(考虑阑尾炎性改变并粪石嵌顿可能,请结合临床)。
(3)CT 全腹部平扫:阑尾增粗,周围脂肪间隙略模糊,粪石嵌顿(图 1-10、图 1-11)。

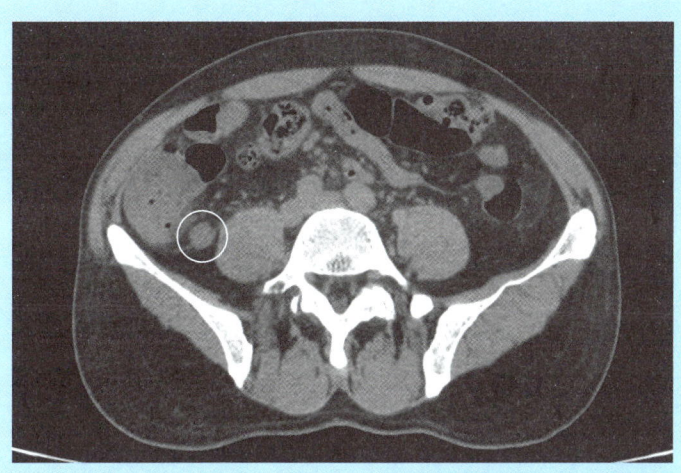

图1-10 腹部CT阑尾腔内积液

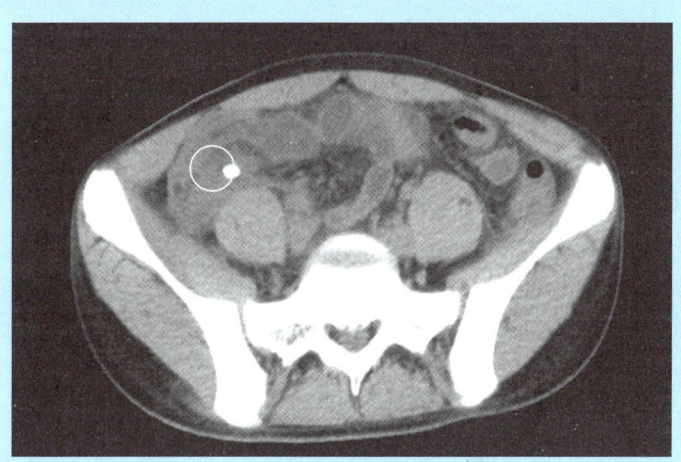

图1-11 腹部CT阑尾粪石嵌顿

2.思维引导　结合患者为青少年,主诉转移性右下腹腹疼痛2 d伴恶心、呕吐。查体:右下腹肌紧张,压痛、反跳痛。血常规:WBC 18.68×10⁹/L,N% 90.7%,RBC 4.2×10¹²/L。超声检查提示右下腹异常回声(考虑阑尾炎性改变并粪石嵌顿可能)。腹部CT提示阑尾增粗,周围脂肪间隙略模糊,粪石嵌顿。可考虑急性阑尾炎诊断。

(四)诊断

1.诊断　急性阑尾炎。

2.思维引导　患者急性阑尾炎诊断明确,术前心、肺功能(心电图、胸片)评估良好,凝血功能、传染病等筛查正常。无手术禁忌证,结合患者意愿,行腹腔镜下阑尾切除术。

二、治疗经过

原则上一经确诊,应尽早手术切除阑尾。如发展到阑尾化脓、坏疽或者穿孔,则手术操作困难且术后并发症显著增加。即使非手术治疗可使急性炎症消退,日后约有3/4的患者还会复发。非手术治疗仅适用于不同意手术的单纯性阑尾炎,以及发病超过72 h或已形成炎性肿块等有手术禁忌证者。非手术治疗主要措施包括选择有效的抗生素和补液治疗等。

围术期管理

1. 术前准备　结合上述病史、症状、体征及相关实验室检查考虑急性阑尾炎。术前禁食、禁水,排空尿液。

2. 手术经过

(1) 麻醉方式:全身麻醉。

(2) 手术探查:患者取仰卧位,用碘伏消毒皮肤,铺无菌巾,在脐上缘切开皮肤1.0 cm,Veress穿刺针建立CO_2气腹,设定腹内压12 mmHg,改体位为头低脚高位及左侧卧位各约30度。脐与左髂前上棘连线中点处置入1.0 cm戳卡,耻骨联合上2 cm处置入0.5 cm戳卡,分别置入腹腔镜及相应器械。镜下探查:右侧髂窝及盆腔可见较多积液,回肠、结肠未见异常,阑尾化脓、水肿、充血明显,与周围肠管及网膜组织粘连严重,给予松解止血。决定行腹腔镜下阑尾切除术:电钩分离阑尾系膜暴露阑尾动脉,可吸收夹夹闭并于远端离断。充分游离阑尾根部并用可吸收夹夹闭,距可吸收夹0.5 cm处用电钩切断阑尾,残端电凝破坏阑尾残腔黏膜;切除阑尾自左侧腹穿刺孔取出后装标本袋。吸引器吸尽盆腔积液,查看无活动性出血,清点器械、纱布无误后,排除气腹,拔除各戳卡,各穿刺口无活动性出血,缝合关闭各切口。腹壁无皮下气肿,手术时间20 min,出血5 mL。

3. 术后管理

(1) 患者术后恢复良好,无发热,无腹痛、腹胀不适,术后第2天自主排气、排便,予流质饮食;术后第3天进食半流质食物。术后3 d复查血常规:WBC 5.48×10^9/L,N% 70%;定期换药,切口无炎性渗出。术后7 d拆线,切口愈合良好。

(2) 术后病理诊断:(阑尾切除标本)急性单纯性阑尾炎(图1-12)。

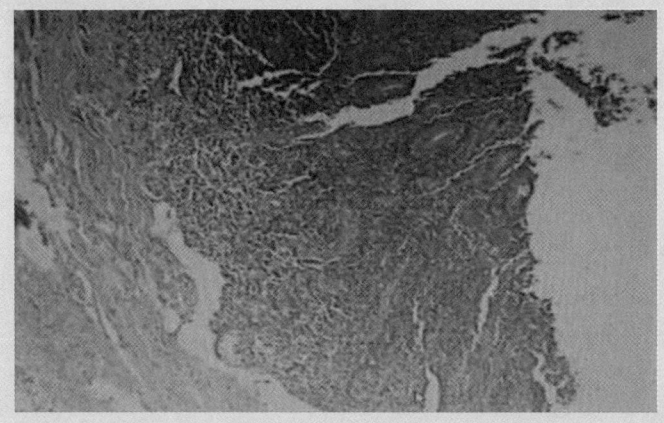

图1-12　术后病理

思维引导:手术是治疗急性阑尾炎的根治性手段。阑尾切除术可通过传统的开腹手术或腹腔镜手术完成。两者相比,尽管腹腔镜具有视觉好、微创、腹腔冲洗方便、切口并发症少、患者恢复快、出院早等优势,但存在花费较大、需要特殊设备的弊端,所以总体临床评价没有明显优势。然而,对于术前诊断并确定拟选择剖腹探查者以及肥胖患者,选择腹腔镜更合适。急性阑尾炎临床病理分型有4种:①急性单纯性阑尾炎,病变多只局限于黏膜及黏膜下层。阑尾轻度肿胀、充血,表面少量纤维素性渗出物,临床症状、体征清晰。②急性化脓性阑尾炎,炎症累及全层,阑尾明显肿胀、充血,表面较多脓性渗出物,周围可有脓性积液。③急性坏疽性及穿孔性阑尾炎,阑尾管壁坏死或部分坏死,呈暗紫色或黑色。管腔压力高,常在阑尾根部或尖端穿孔。④阑尾周围脓肿,急性阑尾炎化脓、坏疽、穿孔,如果被网膜包裹,可形成阑尾周围脓肿或炎性包块。

三、思考与讨论

该患者为青少年男性,具有转移性右下腹疼痛和麦氏点压痛、反跳痛,且白细胞计数和中性粒细胞百分数均增高,因此诊断明确。急诊行腹腔镜下阑尾切除术,术中所见和术后病理均证实术前诊断,治疗及时,所以患者恢复快,预后好。临床上,老年人、小儿和孕妇患急性阑尾炎时往往易误诊,须仔细询问病史,进行体格检查并观察病情变化,以提高术前诊断率。

四、练习题

1. 急性阑尾炎的病因有哪些?
2. 不同类型阑尾炎手术方式如何选择?
3. 急性阑尾炎术后可能出现的并发症有哪些?

五、推荐阅读

[1] 陈孝平. 外科学[M]. 2版. 北京:人民卫生出版社,2014.
[2] 刘玉村,朱正纲. 外科学:普通外科分册[M]. 北京:人民卫生出版社,2015.
[3] 汤森德,比彻姆,埃弗斯,等. 克氏外科学:第20版[M]. 陈孝平,刘玉村,编译. 影印中文导读版. 长沙:湖南科学技术出版社,2020.

(李红斌)

案例6 结肠癌

一、病历资料

(一)门诊接诊

1. **主诉** 间断腹泻9个月。
2. **问诊重点** 起病时间、腹泻频率、伴随症状、诱发及缓解因素、诊疗经过及治疗效果等。

> **问诊结果**
>
> 中年男性,务农,平素体健。9个多月前无诱因出现间断腹泻,2~3次/d,大便不成形,伴腹痛,不伴恶心、呕吐、腹胀。10 d前出现便血,为鲜血,量中等,遂于当地医院行肠镜检查,提示升结肠占位,病理活检示腺癌。遂来诊。

3. **思维引导** 患者间断腹泻,注意感染性疾病,不排除肠道功能性疾病,如肠易激综合征,粪便常规有助于进一步鉴别;伴随症状较轻,但病程较长,倾向功能性肠道疾病迁延不愈、肿瘤性疾病或炎症性肠病,可行肠镜排查;有便血,须考虑痔疮、炎症性肠病及肿瘤性疾病;最终肠镜病理提示升结肠腺癌。

(二)体格检查

1. 重点检查内容及目的　当前诊断基本明确,重点检查腹部体征及远处脏器有无转移征象:有无贫血貌,右侧腹部是否有压痛,能否触及肿块,肝能否触及肿大,巩膜有无黄染,肛诊有无异常等阳性体征。

> **体格检查结果**
>
> T 36.5 ℃,R 19 次/min,P 76 次/min,BP 115/70 mmHg。
>
> 患者营养中等,贫血貌,全身皮肤黏膜无黄染。腹部平坦,无压痛,未触及包块,肝、脾肋缘下未触及,移动性浊音阴性。肠鸣音正常,4 次/min。肛门指诊未触及肿块,指套未染血。

2. 思维引导　经上述体格检查,腹部未发现压痛或肿块,直肠指诊无特殊,无肿瘤转移相关征象。可进一步通过影像学检查,判定肿瘤临床分期。

(三)辅助检查

1. 主要内容及目的

(1)结肠镜检查:可用于结肠病变活检及取得病理诊断结果,但仍需要 CT 辅助了解病变周围侵犯或浸润情况、有无远处器官转移、有无不可手术切除的因素等。

(2)心肺评估:一旦确定可以手术,则需要通过心电图、心脏彩超、肺功能等检查评估心肺功能。

(3)血液学检查:通过血液学检查评价肝肾功能,以判断患者能否耐受麻醉或手术。血液学检查同时要了解有无贫血、电解质紊乱或低蛋白血症等术前需要纠正的情况。

(4)肿瘤标志物:CEA、糖类抗原 125(CA125),辅助评价肿瘤严重程度及治疗效果,但要注意,肿瘤标志物敏感性及特异性有限。

> **辅助检查结果**
>
> (1)血常规、大便常规及铁三项:血常规,RBC $2.6×10^{12}$/L,Hb 50 g/L,PLT $240×10^9$/L。大便常规,隐血阳性。铁三项,示血清铁 5.38 μmol/L,铁蛋白 7.9 ng/mL,总铁结合力 59.48 μmol/L。
>
> (2)肿瘤标志物:CEA 79.5 ng/mL,CA19-9 3.06 U/mL,CA125 5.98 U/mL。
>
> (3)肠镜检查:回盲部见一隆起样病变,黏膜表面粗糙、糜烂,肠腔扩张受限、内镜勉强通过(图1-13);肠镜病理示腺癌。

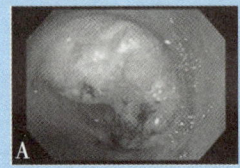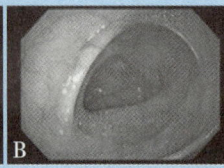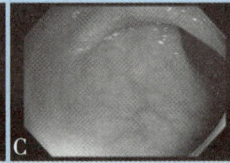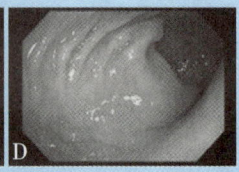

A.回盲部;B.横结肠;C.乙状结肠;D.直肠

图 1-13　肠镜检查

> (4)胸部、全腹部平扫+增强 CT:升结肠管壁增厚,增强扫描轻度强化,周围可见增大淋巴结,腹膜后未见肿大淋巴结影(图1-14)。胸部 CT 未见转移。
>
> (5)心脏评估:心电图提示正常范围心电图,心脏彩超提示 EF 65%,左心室舒张功能下降。

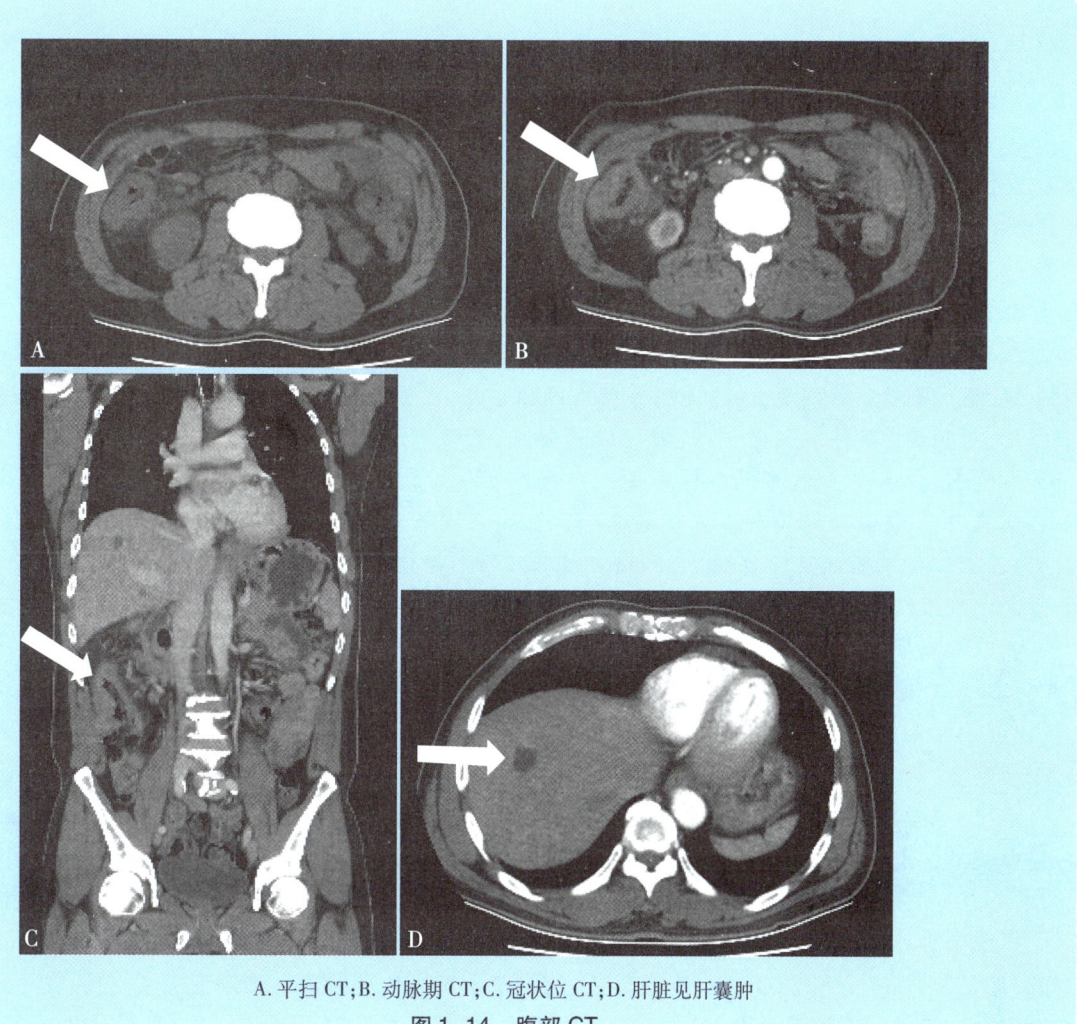

A. 平扫CT；B. 动脉期CT；C. 冠状位CT；D. 肝脏见肝囊肿

图1-14　腹部CT

2. 思维引导　增强CT有助于明确结肠病灶部位、大小、累及肠壁层次，与周围脏器（十二指肠、输尿管、肝）关系，局部有无淋巴结增大，肝有无占位表现，有无腹水、网膜"污秽样"改变，腹膜后有无肿大淋巴结等。当前CT发现升结肠管壁增厚，增强扫描轻度强化，周围可见增大淋巴结，未见远处转移，肿瘤标志物可见CEA升高（结肠癌患者约45%可升高），血常规提示重度贫血，符合局部晚期升结肠癌诊断。

（四）诊断

1. 诊断　①升结肠癌，$cT_3N_+M_0$，Ⅲ期；②重度贫血。

2. 思维引导　患者结肠癌诊断明确，治疗原则为以手术为主的综合治疗。患者当前合并有重度贫血，是右半结肠癌典型的伴随症状，术前需要注意纠正。

二、治疗经过

（一）手术治疗

结肠癌根治手术包括切除结肠原发灶，以及完整清扫结肠D3淋巴结，并完成消化道重建。

治疗经过

1. 术前准备 因术前肠镜提示有狭窄,术前3 d建议患者以软食、易消化食物为主,术前不留置胃管,不行机械性肠道准备,术前晚不禁食,术日手术前4 h禁饮水,术前即刻留置导尿管。

2. 手术经过

(1) 静脉吸入复合麻醉,手术探查:中腹部5孔法置入戳卡,探查示腹腔内无腹水,肝、脾、腹膜、网膜、肠系膜等未见转移结节;升结肠近肝区部可见一直径约8 cm质硬肿块,浆膜疑似受侵犯。周围可见多发肿大淋巴结。

(2) 腹腔镜右半结肠根治性切除术(D3+CME):显露末端回肠系膜根部,切开进入Toldt间隙,拓展右半结肠后间隙,向左至肠系膜上静脉右侧,显露十二指肠及胰头,切开侧腹膜上至结肠肝区,显露右半结肠系膜,辨认回结肠动静脉,于根部夹闭后切断。沿肠系膜上静脉向上切断右结肠动静脉及结肠中静脉右支。自胃结肠韧带切断大网膜,向右侧分离胃窦系膜与结肠系膜间隙,将右半结肠系膜完全游离。取上腹正中切口,拖出游离的结肠,以横结肠距肿瘤10 cm及末端回肠距离回盲瓣约15 cm为拟切断部,裸化肠管,两把直线切割闭合器以侧侧吻合方式完成肠道重建并切断移除标本。于右侧结肠旁沟留置引流管1根,自右侧腹壁引出,清点敷料及器械无误,逐层关腹。

3. 术后管理

(1) 术后复合镇痛药物;早期下床活动;早期经口饮水,进无渣流食,进食量不足时补以肠外营养。

(2) 术后72 h排气,1周经口进食目标量的60%[目标量为热量摄入105~126 kJ/(kg·d),蛋白质摄入1.2~2.0 g/(kg·d)],出院。

思维引导:手术是结肠癌治疗的中心环节,D3淋巴结清扫是结肠癌根治术的基本要求,近年出现的"膜解剖理论"、缩减D3清扫范围至D2清扫范围理念均需要进一步循证医学支持;在手术方式方面有全腔镜结肠癌根治手术、机器人结肠癌手术、减孔或单孔微创手术、经自然腔道取标本手术;术后查房,重点关注有无发热、引流管颜色变化,警惕腹腔出血、感染、吻合口瘘等并发症。

(二)辅助治疗

辅助化疗可延长结肠癌患者无病生存期,改善预后。对于根治性手术后的结肠癌患者,使用靶向药物并不增加长期生存时间;对于微卫星高度不稳定(MSI-H)患者,其免疫治疗是敏感的,常规化疗反而影响生存期,因此术后病理评估患者微卫星不稳定(MSI)状态非常必要。

术后病理

病理分期:$pT_3N_0M_0$,ⅡA期。肿瘤部位:右半结肠。大体类型:隆起型。肿瘤大小:11.0 cm×7.8 cm×1.8 cm。组织学类型:腺癌。Lauren分型:肠型。组织学分级:Ⅱ~Ⅲ级。浸润深度:浆膜下层。脉管侵犯:有。神经侵犯:无。切缘侵犯:无。

区域淋巴结转移:未见转移癌(0/20)。

免疫组化结果:MSH(+),MSH6(+),MLH1(+),PMS2(+)。

辅助治疗选择以5-FU为基础的化疗方案,包括单药卡培他滨口服,或者氟尿嘧啶+亚叶酸钙+奥沙利铂(FOLFOX),卡培他滨+奥沙利铂(XELOX)。

> **用药方案**
>
> 1. 化疗时间　多在术后3~4周开始,21 d 为1个周期,共8个周期。
> 2. 化疗方案　奥沙利铂130 mg/m², 2~4 h, ivgtt, 第1天。卡培他滨1 000 mg/m², bid, po, 第1~14天。

1. 辅助治疗期间管理

(1)常见不良反应:消化道反应、骨髓抑制、肝肾损伤、周围神经炎等。其中,周围神经炎表现为手足末端感觉麻木,对冷热刺激敏感。

(2)结肠手术后3~6个月,易出现排便次数增多,须少量多餐,以温软易消化、高蛋白低脂肪食物为主,可辅助益生菌治疗。

2. 思维引导　Ⅰ期结肠癌无须术后辅助化疗;Ⅱ期结肠癌则较为复杂,需结合MSI状态及有无病理学高危因素将患者划分为低危、普危及高危,低危患者通常无须化疗,普危患者可行单药化疗,而高危患者则须联合药物化疗;Ⅲ期结肠癌原则上均须辅助化疗,该患者虽为T_3期,但其存在脉管侵犯,微卫星状态为pMMR,属于Ⅱ期肠癌高危组,须术后辅助联合化疗。

(三)随访

随访周期:3年内每3个月复查1次,4~5年内间隔6个月复查1次,5年后每年随访1次。随访内容包括详细问诊、体格检查、肿瘤标志物、全腹部CT、肠镜等,不建议将PET/CT作为常规复查项目。如其间患者出现腹痛、腹胀、腹部不适等症状,应及时随访。

三、思考与讨论

患者因间断腹泻及便血就诊,经肠镜确诊后,选择手术,围术期贯彻加速术后康复理念,顺利出院。术后病理分期ⅡA期,辅以化疗并规律随访。该分期患者经规范治疗5年生存期约60%,如何更好地提高肠癌患者远期生存,防治重心需要前移:健康宣教,远离肠癌相关危险因素(高脂、高蛋白、低纤维饮食,缺乏运动等),预防肿瘤发生;筛选结肠癌高危人群(结肠息肉病、家族性结肠癌等),进行肠镜筛查,提高早期肠癌诊出率;发现肠癌后要通过综合治疗及随访改善患者长期生存。

四、练习题

1. 结肠癌常见伴随症状有哪些?
2. 结肠癌的主要转移途径及转移器官有哪些?
3. 结肠癌诊治中评估MSI状态的意义及价值是什么?
4. 右半结肠与左半结肠存在哪些症状上的差异,为什么?

五、推荐阅读

[1] 陈孝平,汪建平,赵继宗. 外科学[M]. 9版. 北京:人民卫生出版社,2018.
[2] 张启瑜. 钱礼腹部外科[M]. 2版. 北京:人民卫生出版社,2017.
[3] 汤森德,比彻姆,埃弗斯,等. 克氏外科学:第20版[M]. 陈孝平,刘玉村,编译. 影印中文导读版. 长沙:湖南科学技术出版社,2020.

(刘琪　符洋)

案例 7　直肠癌

一、病历资料

(一)门诊接诊

1. **主诉**　大便带血 1 年余。
2. **问诊重点**　询问便血频率、出血量、排便习惯有无改变、症状诱发及缓解因素、伴随症状、诊疗经过及治疗效果等。

> **问诊结果**
>
> 　　患者中年女性,务农,平素体健,曾于 7 年前行肠镜下息肉切除术。1 年前大便带血,呈间断性,伴有里急后重,不伴黏液及大便习惯改变。十多天前至县人民医院就诊,肠镜提示直肠癌,病理提示(距离肛门 2 cm 处直肠)高-中分化腺癌。遂前来就诊。

3. **思维引导**　患者大便带血 1 年余,伴有里急后重,须考虑肛周疾病,如痔疮、肛周脓肿以及直肠占位性病变。对主诉直肠刺激症状患者,须强调肛诊或肛门镜检查。患者当地医院肠镜提示直肠病变距肛门仅有 2 cm,涉及肛门保留问题,体格检查须着重肛诊,如能否触及肿块、肿块与肛缘距离、肿块累及范围及活动度等。

(二)体格检查

1. **重点检查内容及目的**　腹部肝、脾及腹股沟区浅表淋巴结触诊,判断有无器官转移;重点进行肛门指诊,通过截石位或膝胸位判断病变部位、质地、范围、活动度、有无触痛或血染等,并进行详细记录。

> **体格检查结果**
>
> 　　T 36.5 ℃,P 80 次/min,R 20 次/min,BP 120/80 mmHg。
> 　　患者营养良好,全身皮肤黏膜无黄染,腹部平坦,无压痛,未触及包块,肝、脾肋缘下未触及。移动性浊音阴性。肠鸣音正常,4 次/min。
> 　　肛门指诊:进指顺利约 8 cm,膝胸位 11 点至 1 点钟位可触及隆起型肿物,肿物大小约 3 cm×2 cm,无明显触痛,活动度可,肿物下缘距离齿状线 1 cm。余肠腔内未触及息肉,指套退出未见血染。

2. **思维引导**　高位直肠癌(距肛门 10 cm 以上)治疗措施与结肠癌类似,而中低位直肠癌(距肛门 10 cm 以内)的治疗涉及肛门保留问题,因而与高位直肠癌在手术施行及联合治疗手段方面有差异。低位直肠癌手术的肿瘤下切缘应保证 2 cm,以达到完整切除。此患者肛门保留较困难。

(三)辅助检查

1. 主要内容及目的

(1)结肠镜检查:乙状结肠镜或全结肠镜检查可用于直肠病变活检及取得病理诊断。

(2)CT:可了解有无远处器官转移,有无不可手术切除的因素等。

(3)MRI:可判断直肠病变距肛门的距离,以及确定临床分期。

(4)心肺评估:当评估患者需要手术时,则需要通过心电图、心脏彩超、肺功能等检查评估心肺功能。

(5)血液学检查:通过血液学检查评价肝功能、肾功能。血液学检查同时可了解有无贫血、电解质紊乱或低蛋白血症等术前需要纠正的情况。

(6)肿瘤标志物:CEA、CA125,用来辅助评价肿瘤严重程度及治疗效果。但要注意肿瘤标志物敏感性及特异性有限。

辅助检查结果

(1)血常规及大便常规:血常规,WBC 3.8×10^9/L,RBC 3.24×10^{12}/L,Hb 113 g/L,血细胞比容(HCT)34.5 L/L。大便常规,隐血阳性。

(2)肿瘤标志物:CEA 1.06 ng/mL,CA19-9 14.1 U/mL,CA125 6.99 U/mL。

(3)结肠镜检查:距离直肠 2 cm 见一肿物,表面凹凸不平,组织质脆,约占肠腔1/2,无肠腔狭窄(图1-15)。肠镜病理会诊为腺癌。相较于全结肠镜检查,乙状结肠镜是临床诊断直肠及乙状结肠病变的另一手段,其侵入性较小,仅需要检查前 1 h 用开塞露导泻或清水灌肠即可,无须全肠道清洁,适用于临床怀疑乙状结肠或直肠病变的患者,如不明原因的便血、排便习惯改变,大便长期有脓血或黏液,或不明原因的慢性腹泻伴有贫血者。

(4)CT胸部、全腹部平扫+增强:直肠下段壁增厚,增强扫描不均匀中度强化,静脉期强化程度稍减低,未见远处转移(图1-16)。

(5)盆腔MRI平扫+增强:直肠中下段占位性病变,肿瘤长径约42 mm,病变下缘距离肛门约 29 mm(图1-17)。

(6)心脏评估:心电图提示为正常心电图。

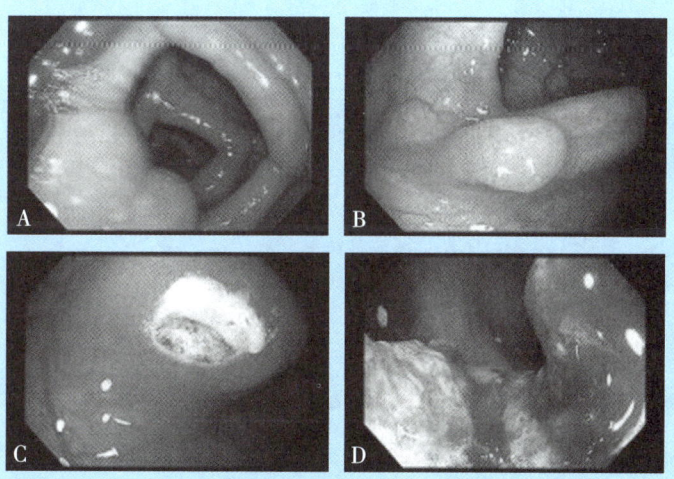

A.回盲部;B.肝曲;C.脾曲;D.直肠

图1-15 结肠镜检查

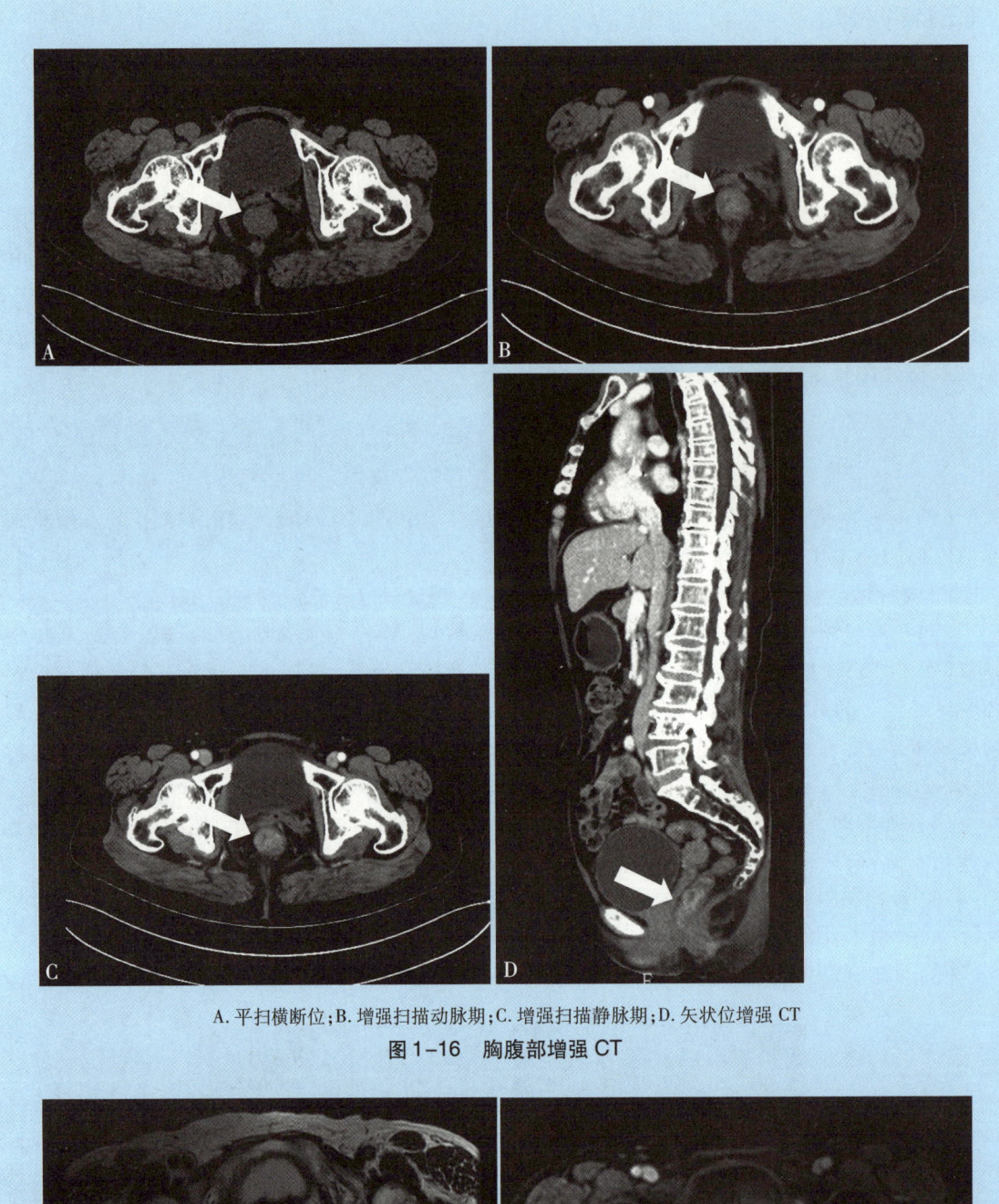

A. 平扫横断位；B. 增强扫描动脉期；C. 增强扫描静脉期；D. 矢状位增强 CT

图 1-16 胸腹部增强 CT

A. 横断位平扫 MRI；B. 横断位增强 MRI

图 1-17 盆腔增强 MRI

2. **思维引导** 根据患者病史及检查结果，直肠癌诊断明确。《中国临床肿瘤学会（CSCO）结直肠癌诊疗指南 2023 版》及《美国国家综合癌症网络（NCCN）结直肠癌治疗指南 2023 版》认为，对中低位直肠癌(距肛门 10 cm 以下),盆腔 MRI 相比 CT 能更准确评价肿瘤下缘与肛门距离,评估淋巴结转移、直肠系膜筋膜受侵以及肠壁外血管浸润(EMVI)情况,从而更加精确地评估病情。

(四)诊断

1. **诊断** 低位直肠癌,$cT_2N_0M_0$,Ⅱ期。

2. **思维引导** 低位直肠癌新辅助放化疗展示出了提高手术疗效及保肛率的特点,越来越受到重视。目前,《CSCO 结直肠癌诊疗指南 2023 版》及《NCCN 结直肠癌治疗指南 2023 版》,对于临床分期 T_2 及以上的中低位直肠癌患者,均推荐优先进行新辅助放化疗。在部分患者中,达到了临床完全缓解(CCR),实现了器官保留。该患者肛门指诊检查肿瘤距离肛门仅有 1 cm,肠镜提示距肛门 2 cm,MRI 提示距离肛门小于 3 cm,保留肛门困难。考虑到患者年龄,同时临床分期较早,最终选择手术。

二、治疗经过

(一)手术治疗

标准术式为全直肠系膜切除术(TME),包括肿瘤部位及全部直肠系膜,完整清扫淋巴结。针对此患者,同时行会阴切除,于腹壁行永久性造口手术。

治疗经过

1. **术前准备** 术前不再行机械性肠道准备,术前 3 d 建议患者以软食、易消化食物为主,术前不留置胃管,术前晚不禁食,术日手术前 4 h 禁饮水,术前即刻留置导尿管。

2. **手术经过**

(1)静脉吸入复合麻醉,患者摆截石位,中腹部 5 孔法置入戳卡,探查示腹腔内无腹水,肝、脾、腹膜、网膜、肠系膜等未见转移结节;肿瘤位于盆底腹膜以下,不能直视。

(2)腹腔镜 TME:提起乙状结肠及系膜,切开膜桥进入胃前筋膜前间隙(Toldt 间隙),拓展系膜后间隙,显露肠系膜下动脉,清扫 No.253 组淋巴结,沿血管辨认左结肠动脉,予以保留,切断结扎乙状结肠动脉,随后切断肠系膜下静脉。拓展直肠后间隙,后方游离直至切断直肠尾骨韧带,两侧注意保护侧方血管,前方保护阴道后壁,四周均游离至盆底肌。

(3)会阴组医帅环形切开肛周皮肤、皮下脂肪,至盆底肌后切断与腹腔内汇合,将直肠及乙状结肠拖出腹腔,合适长度裁剪,取标本。缝合会阴切口,留置引流管,腹腔组关闭盆底腹膜,经腹壁行永久性结肠造口。

3. **术后管理**

(1)术后给予复合镇痛;早期下床活动;早期经口饮水,进无渣流食,早期滋养喂养,进食量不足时补以肠外营养。

(2)根据造口排泄情况,逐渐增加进食至目标量的 60%[目标量为热量摄入 105～126 kJ/(kg·d),蛋白质摄入 1.2～2.0 g/(kg·d)],出院。

思维引导:手术是直肠癌治疗的中心环节,随着对中低位直肠癌淋巴回流方面的认知,在手术切缘方面提出了直肠癌远端 2 cm 即为安全切缘,虽然极限保留了肛门,但是因直肠神经受损,以及容积性排便反射的消失,肛门功能需要长时间锻炼及恢复。对该患者术后查房时,要及时关注会阴区切口,避免感染。同时,须注意造口通畅性以及愈合情况。

（二）辅助治疗

根据术后病理结果决定辅助治疗方案。

> **术后病理**
>
> 病理分期：$pT_3N_1M_0$，ⅢA期。肿瘤部位：直肠。大体类型：隆起型。肿瘤大小：$3.7\ cm\times 2.5\ cm\times 1.0\ cm$。组织学类型：腺癌。组织学分级：Ⅱ级。浸润深度：固有肌层外。脉管侵犯：有。神经侵犯：无。切缘侵犯：无。
>
> 区域淋巴结转移：见转移癌(2/33)。
>
> 免疫组化结果：MSH(+)，MSH6(+)，MLH1(+)，PMS2(+)。

1. 辅助治疗方案 Ⅰ期肠癌无须术后辅助化疗；Ⅱ期肠癌则要结合 MSI 状态及有无病理学高危因素将患者划分为低危、普危及高危，区别对待；Ⅲ期肠癌原则上均须辅助化疗，药物选择以 5-FU 为基础的方案，单药卡培他滨，或者 FOLFOX（氟尿嘧啶联合奥沙利铂）、XELOX（卡培他滨联合奥沙利铂）。

该患者为Ⅲ期，且微卫星状态为 pMMR，仍需要术后辅助联合化疗。对于根治术后是否追加放疗，目前尚无确切依据。

> **辅助化疗方案**
>
> 1. 化疗时间 术后3～6周，多在术后4周开始，21 d 为1个周期，共8个周期。
> 2. 化疗方案 奥沙利铂 $130\ mg/m^2$，ivgtt，第1天。卡培他滨 $1\ 000\ mg/m^2$，bid，po，第1～14天。

2. 辅助治疗期间管理

(1) 常见不良反应：包括消化道反应、骨髓抑制、肝肾损伤、周围神经炎等。周围神经炎表现为手足末端感觉麻木，对冷热刺激敏感。

(2) 手术相关生活改变：永久造瘘术后，饮食基本正常，当切口护理不到位时，可能会出现皮肤溃烂或造口狭窄等问题，如排便次数过多，可辅助益生菌治疗。

（三）随访

3年内每3个月复查1次，4～5年内间隔6个月复查1次，5年后每年随访1次。随访内容包括详细问诊、体格检查、肿瘤标志物、全腹部 CT、肠镜等，不建议将 PET/CT 作为常规复查项目。如其间出现腹痛、腹胀、腹部不适等症状，及时随访。

四、练习题

1. 中、高、低位直肠癌如何划分？直肠癌的远端安全切缘是多少？
2. 直肠癌常见的临床症状与结肠癌相比有哪些不同？
3. 为准确评估直肠癌病情，其特异性影像检查有哪些？

五、推荐阅读

[1] 陈孝平，汪建平，赵继宗. 外科学[M]. 9版. 北京：人民卫生出版社，2018.
[2] 张启瑜. 钱礼腹部外科[M]. 2版. 北京：人民卫生出版社，2017.

[3] 汤森德,比彻姆,埃弗斯,等.克氏外科学:第20版[M].陈孝平,刘玉村,编译.影印中文导读版. 长沙:湖南科学技术出版社,2020.

(刘 琪 符 洋)

案例 8　混合痔

一、病历资料

(一)门诊接诊

1. **主诉**　间断性肛门肿物突出 2 年余,伴便血 1 d。
2. **问诊重点**　主要询问患者肿物突出的频率,是否可以自行还纳,肿物的大小、颜色、质地、活动度。如伴有疼痛,需要询问疼痛的性质、剧烈程度、诱发加重或缓解因素;伴出血时询问出血量、颜色、速度;是否与大便混合,大便的形状。诊疗经过及治疗效果、既往病史以及营养相关病史等。

> **问诊结果**
>
> 患者 45 岁,中年男性,出租车司机,既往体健。偶尔饮酒,量少。吸烟史 20 年余,每日 1 包。2 年多前无明显诱因出现肛门肿物突出,初始约"黄豆"大小,无疼痛,无出血,无肛门潮湿、瘙痒,便后肿物可自行还纳;2 年来上述症状反复发作,进食辛辣刺激食物后症状加重,肿物逐渐增大并逐渐转变为无法自行还纳,后用手还纳后仍有肿物突出,间断使用"麝香痔疮栓"治疗,效果一般,时轻时重;1 d 前如厕时发现便血,色鲜红,量少,血与大便不混合。自发病以来,食欲正常,体重无减轻。

3. **思维引导**　肛门肿物突出首先考虑是痔疮形成。痔核脱出于肛门外,常见的是Ⅲ度和Ⅳ度的内痔,还可能是外痔、混合痔,肛门镜检查可予以鉴别。如果是齿状线上方静脉丛扩张,可以诊断为内痔;如果是齿状线下方静脉丛扩张,可以诊断为外痔;如果齿状线上、下均有静脉丛扩张情况,可以诊断为混合痔。在明确诊断以后,需要结合患者临床症状进行治疗。

(二)体格检查

1. **重点检查内容及目的**　痔的常规检查项目有肛门视诊、直肠指检、肛门镜检查。其中,直肠指检是最简单易行的检查方式,且对被检查者刺激小,是一项非常重要的检查。

> **体格检查结果**
>
> T 36.3 ℃,R 20 次/min,P 80 次/min,BP 125/70 mmHg。
> 患者营养良好,全身皮肤黏膜无黄染,浅表淋巴结未触及。腹部平坦,无胃肠型。无压痛,未触及包块,肝、脾肋缘下未触及,墨菲征阴性,麦氏点无压痛,移动性浊音阴性。肠鸣音正常,4 次/min。肛门视诊:肛门居中,外观欠平坦,肛缘色素沉着正常;截石位,肛门 1、5、7 钟点位可见褐色赘生物,最大约 1.0 cm×0.5 cm 大小,表面无溃疡及出血,质软,无触痛。直肠指诊:插入

肛内顺利,肛门括约肌肌力正常,肛门1、5、7钟点位可触及肿块,质软,表面光滑,活动度差,无压痛,指套退出有少量鲜血。肛门镜:肛门1、5、7钟点位可见暗红色肿块,表面有溃疡及出血点,出血量少。

2. 思维引导　痔疮的诊断主要通过病史、症状、体征,包括肛门指诊及必要的辅助检查(肛门镜、电子结肠镜、纤维结肠镜)来确定。肛门指诊主要通过触摸痔核、了解质地、触痛等情况评估病情。肛门镜主要观察痔疮的形态、大小、位置,表面是否有溃疡和出血,局部是否有血栓形成等。肛门指检在诊断直肠肛门疾病中非常重要,简单易行且诊断率高,在临床工作中不能忽视。对于一些便血但直肠肛门镜检查未见明显异常的患者,可以采取纤维结肠镜检查,协助诊断,查找出血原因。根据主诉、问诊结果及体格检查结果,初步诊断:混合痔。

(三)辅助检查

1. 主要内容及目的　血常规、生化、凝血功能化验及心电图、心脏彩超、胸片,综合评估心肺等重要脏器功能,排除凝血障碍及心肺衰竭等手术禁忌证。

辅助检查结果

(1)血常规、肝功能、肾功能、电解质、尿常规、大便常规、传染病、凝血功能:均未见异常。
(2)胸片:未见明显异常。
(3)心电图、心脏彩超:正常心电图,心脏彩超提示左心室射血分数66%,未见明显心脏功能受损。

2. 思维引导　痔疮的辅助检查一般比较简单,无须特殊检查,主要通过病史、体征、体格检查进行诊断。

(四)诊断

1. 诊断　混合痔。
2. 思维引导　混合痔的治疗需要根据患者的病情、症状、体征采取合适的治疗方式。常见的治疗方法有保守治疗和手术治疗,需要根据个人具体情况、症状进行相应治疗,并非所有的痔疮都需要手术治疗,无症状的痔无须治疗,有症状的痔无须根治,以保守治疗(非手术治疗)为主。手术方法有传统痔切除术、套扎术、吻合器痔上黏膜切除术(procedure for prolapse and hemorrhoids,PPH)、选择性痔上黏膜切除术(tissue-selecting therapy stapler,TST)。根据该患者症状、体征、体格检查、检验结果,需要行手术治疗。

二、治疗经过

混合痔外剥内扎术是一种比较传统的手术方法,在手术时,外痔需要呈V形至齿状线附近切除,多余的痔在内痔的基础上钳扎后切除。这种手术适用于单点混合痔,外剥内扎也可用于多点混合痔。痔疮自动套扎术(ruiyun procedure for hemorrhoid,RPH),在临床上用得较多,原理是通过痔疮自动套扎器进行切除,在使用的时候利用负压吸引,将痔核吸入套扎器的头端,推动胶圈,确保胶圈在痔核的基底结扎,让痔核自然坏死、脱落,一般适用于以内痔为主的混合痔。PPH术主要是利用吻合器把痔上黏膜做环形切除,具有上提肛垫效果,在切除后可以阻断痔上的血管,让痔核出现缺血坏死,PPH比较适合严重一点的环状混合痔。与其他术式相比,传统的痔切除术主要有以下优点:费用比较低,治疗的彻底性好,术后的复发率比较低,普及性强。痔疮的微创手术,由于手术当中需要用到器械,包括吻合器或者自动套扎器,所以其缺点是费用比较高,优点是术后并发症比较少,术后疼痛比较轻微。传统手术和微创手术各自的适应证也不相同:如果有单个或者是多个点位的混合痔,在临床上建议做传统手术;如果是环状混合痔,建议做微创的 PPH;如果是以内痔为主的Ⅱ度或Ⅲ度内痔,建议做微创的 RPH。根据患者的体格检查结果及手术术式可及性,本部分主要介绍传统术式。

> **手术经过**
>
> 1.术前准备 术前肥皂水清洁灌肠,术区备皮,毛发较多的患者需要刮掉汗毛,方便操作及术后换药。
>
> 2.手术经过
>
> (1)麻醉:一般选择椎管内麻醉(腰麻)。对于能够耐受疼痛、症状轻的患者,也可以采用局部麻醉,临床上较少选择局麻。
>
> (2)手术经过:麻醉满意后,患者取左侧卧位(患侧置于视野之内,方便操作),常规消毒铺巾,再用碘伏块消毒肛门、直肠两遍。先行手指扩肛,可以伸入 4 指为度,用止血钳纵行钳夹 1 点混合痔基底部,V 形切开外痔皮肤,剥离外痔至齿状线上 0.2 cm,纵行钳夹相应内痔基底部,10 号丝线贯穿"8"字缝扎,痔体行电刀切除,同法处理其他点位混合痔,保证各痔体残端不在同一平面,以免术后发生粘连造成肛门狭窄;再次消毒肛门、直肠黏膜,检查肛门松紧度适宜,术野无活动性出血,麝香痔疮栓及双氯酚酸钠栓各 1 粒塞肛,肛门切口边缘皮下注射亚甲蓝镇痛,油纱条塞肛加压包扎固定。麻醉满意,术程顺利,术中出血约 10 mL,术毕患者步行安返病房。
>
> 3.术后管理
>
> (1)术后第 1 天换药观察无活动性出血,即可取出油纱条。
>
> (2)术后给予非甾体镇痛药为主,必要时联合弱阿片类镇痛药或强阿片类镇痛药复合镇痛。也可局部给予利多卡因乳膏涂抹,但药效持续时间有限。
>
> (3)早期下床活动。
>
> (4)增加营养,术后正常进食,勿食辛辣刺激食物,多吃水果蔬菜,增加膳食纤维摄入量,保持大便通畅。
>
> (5)便后坐浴,温水清洗后换药,吲哚美辛栓、麝香痔疮栓各 1 粒纳肛。
>
> (6)定时排便,切不可因害怕疼痛而恐惧排便,必要时可辅助给予软化大便药物或开塞露。

思维引导 痔疮的手术治疗难度较低,而术后护理镇痛是治疗的中心环节。特别是疼痛,是多数患者不愿或恐惧接受手术治疗的主要因素。其次,由于该疾病的部位特殊,有条件的医院建议实施男女分诊,会进一步提高患者的治疗体验。对于术后镇痛,一般首先使用非甾体类药物,如布洛芬、双氯芬酸(栓)、吲哚美辛(栓)等,止痛作用比较弱。如果用足所用药物剂量仍不能达到止痛效果,可加用弱阿片类药物,如磷酸可待因缓释片、氨酚双氢可待因片、盐酸曲马多片。如果二者合用后仍不能止痛,则可使用强阿片类药物,如吗啡、羟考酮、芬太尼(透皮贴),但注意不良反应的对症处理。

三、思考与讨论

痔疮是临床肛肠疾病中最为常见的疾病之一。痔疮与人们的日常生活习惯有很大关联,这是痔疮患者群年轻化的主要因素。中医治疗痔疮历史悠久,在减少痔疮术后复发上疗效显著,但缺乏诊断标准。西医则可彻底清除痔组织,不易复发,短时有效,但由于传统观念束缚,患者前期很少主动就诊,常因此导致症状越来越重。中西医的结合,使得不同患者不同痔型都能得到有效治疗,且有效率较高。要养成良好的饮食习惯,降低痔疮的发病率,提高痔疮的治愈率。在日常生活中应增强预防痔疮的意识,多进食可以促进肠道润滑和大便湿软的食物,防止便秘和干结。避免过多摄入辛辣刺激、油炸、烧烤、高油、高脂食物,以及难消化的食物。大便时注意避免久蹲,要避免久坐,养成定时排便的好习惯。

四、练习题

1. 简述痔的发病机制。
2. 镇痛药物的分类有哪些?
3. 如何有效治疗痔疮术后的疼痛?
4. 如何预防痔疮?

五、推荐阅读

[1] 陈孝平,汪建平,赵继宗.外科学[M].9版.北京:人民卫生出版社,2018.
[2] 席琳图雅,于立军,付海琪,等.痔疮临床治疗的研究进展[J].包头医学院学报,2022,38(5):85-87.

(刘德总)

案例9 肛周脓肿

一、病历资料

(一)门诊接诊

1. **主诉** 肛门周围肿痛5 d,加重2 d。
2. **问诊重点** 问诊时应询问诱发因素、起病时间长短、加重缓解因素、疼痛严重程度、疼痛性质、疼痛与排便的关系、是否有波动感、是否有里急后重、伴随症状、肛门是否有分泌物、诊疗经过及治疗效果、既往病史等。

> **问诊结果**
>
> 患者青年男性,学生,既往体健,无烟酒嗜好,未婚,父母体健。5 d前无明显诱因出现肛门周围疼痛不适,疼痛为持续性,能忍受,坐立时疼痛加重,后形成包块,位于肛门右侧,局部皮肤发红并皮温增高,患者自服"阿莫西林胶囊,tid,一次两粒"治疗,效果差。近2 d症状加重,转为持续性跳痛,红肿明显伴硬结,无发热,无恶心、呕吐,无食欲缺乏,无肛周局部破溃,无排便带血,无排便不尽感和排尿困难,无肛门分泌物。发病以来,食欲、体重无明显变化,大小便正常。

3. **思维引导** 直肠肛管周围脓肿形成一般会有局部皮肤温度增高及波动感。当出现跳痛或者鸡啄样疼痛以及疼痛有波动感时,首先需要鉴别是否存在肛周脓肿的可能。

(二)体格检查

1. 重点检查内容及目的 肛门直肠局部的检查包括肛周视诊和触诊,直肠指诊应注意有无直肠内痛性包块、局部波动感,波动最明显处穿刺抽出脓液有助于确诊。观察肛门的形状,肛门口是否有肿块,肿块的颜色、大小、形状、边界。触诊检查肿块的活动度、质地,有无压痛、波动感,是否与皮肤粘连,指套有无血染等。

> **体格检查结果**
>
> T 36.7 ℃,R 16 次/min,P 70 次/min,BP 116/66 mmHg。
>
> 患者营养良好,截石位9点钟方向距肛缘右侧3 cm处可见一肿块,大小约3 cm×3 cm,局部皮肤明显发红,皮肤、皮下组织水肿伴皮温增高,质硬,伴明显压痛,可触及波动感,无破溃。肛门位置正常,闭合好,无皮肤隆起,无分泌物。肛门指诊:肛门括约肌功能良好,未触及直肠壁肿块及条索样组织,指套无血染。肛门镜检查:9点位置齿状线处黏膜隆起,水肿充血,未见明显肿块及异常表现。

2. 思维引导 经上述体格检查,根据疼痛的性质、肿块的位置及临床表现,需要完善相关检查检验进一步明确诊断。

(三)辅助检查

1. 主要内容及目的 常规检验用来评估重要脏器功能,进一步明确诊断,排除手术禁忌证。组织包块彩超检查主要用来判断肛周脓肿的部位、范围,以及瘘管的走向、与肛门括约肌的关系,判断内口位置等。

> **辅助检查检验结果**
>
> (1)血常规、肝功能、肾功能、电解质、尿常规、大便常规、传染病、凝血功能:均未见异常。
>
> (2)组织包块彩色超声检查:(膀胱截石位)肛周9点钟位置皮下软组织层内探及弱回声及无回声区,范围约2.8 cm×3.2 cm,向肛管方向斜行,与肛管无沟通。病灶边界模糊,形态不规则,实性成分回声不均,其内无回声区透声差,无回声区范围约1.5 cm×1.4 cm(图1-18)。彩色多普勒血流像(color Doppler flow imaging,CDFI)示实性部分见丰富血流信号(图1-19)。

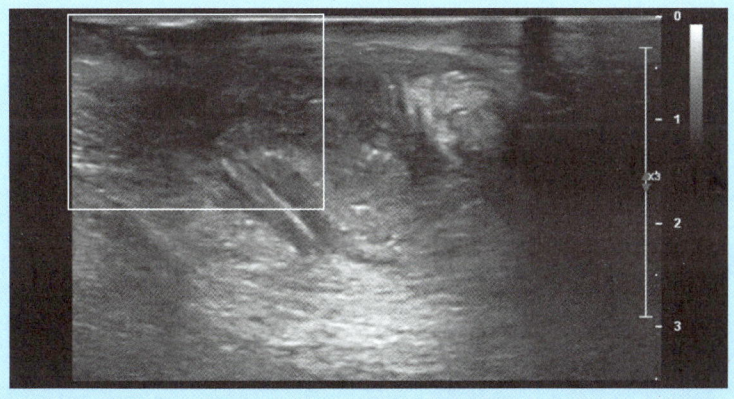

图1-18 肛周脓肿彩超图像

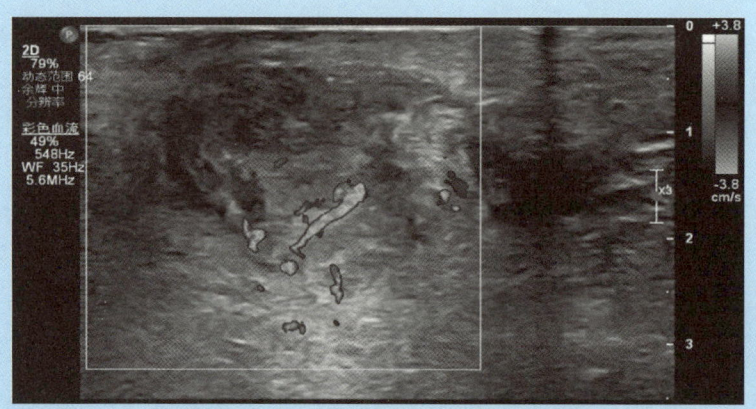

图1-19 肛周脓肿血流信号图像

(3)胸片:未见明显异常。

(4)心电图、心脏彩超:正常心电图,心脏彩超提示左心室射血分数68%,未见明显心脏功能受损。

2. 思维引导　大多数的肛周脓肿均可以通过体格检查明确诊断,包括肛门视诊以及肛门指诊。对于无法明确诊断的病例,可以进行诊断性穿刺抽脓。另外,MRI在肛周脓肿诊断中优势明显,可清晰显示肛管解剖结构、病变及其关系。

(四)诊断

1. 诊断　肛周脓肿。

2. 思维引导　肛周感染早期未形成脓肿阶段宜积极地应用广谱抗菌药物治疗。一旦形成脓肿,宜尽早切开引流减压并彻底清创,以防感染扩散。

二、治疗经过

肛周脓肿一旦形成需要行脓肿切开引流术,且要搔刮彻底以免形成肛瘘。肛门疾病的疼痛程度比较剧烈。对于能耐受的患者,可以选择神经阻滞麻醉或局部麻醉;对于不能耐受疼痛或有心理恐惧的患者,可以用骶管阻滞麻醉、蛛网膜下隙阻滞(腰麻)、硬膜外麻醉,还可以用全身麻醉。

手术经过

1. 术前准备　术前正常进食水,术区备皮。术区备皮目的是尽可能消灭或减少切口处及其周围皮肤上的细菌。如为择期手术,于术前1 d洗澡或床上擦澡,更换清洁的衣裤,会阴区上下皮肤的毛发应剃除(体毛旺盛者),并用温肥皂水擦洗干净。充分的备皮不仅可以减少术后感染的发生,也会提升术后患者每次换药的舒适感,敷料贴合紧密,同时避免了胶带牵拉汗毛引起的不良体验。

2. 手术经过

(1)2%利多卡因局部麻醉,可加2滴肾上腺素减少出血。

(2)截石位或侧卧位(患侧靠下),术野消毒,铺巾。截石位9点钟方向距肛缘右侧3 cm处可见一红色肿块,约3 cm×3 cm大小,局部皮肤明显发红伴皮温增高,皮肤、皮下组织水肿,质硬,伴明显压痛,可触及波动感,无破溃。肛门位置正常,闭合好,无皮肤隆起,无分泌物。实施麻醉,麻醉成功后,于9点钟位置肛缘外约3 cm波动最明显处穿刺抽出黄色稠脓液,肛门镜下见9点钟位置齿状线处黏膜隆起,水肿充血。术中肛周脓肿诊断明确。于波动明显处放射状梭形切开肛缘皮肤,引出脓液约15 mL,探针探入腔内于同点位齿状线处引出,沿探针切开至感染内口,注意切勿损伤肛门括约肌。手指探入脓腔分离间隔,刮匙刮除感染坏死组织。显露新鲜肉芽组织,继续探查,未探及其他瘘管及内口,将切口边缘皮肤剪去少许,使引流通畅,用过氧化氢溶液、生理盐水反复冲洗,修剪创面呈"底小口宽"状,彻底止血,创面填塞凡士林油纱引流条,无菌加压包扎。术毕。手术顺利,麻醉满意,术中出血约20 mL,患者生命体征平稳,术毕安返病房。

3. 术中注意事项

（1）高位肛周脓肿要采用挂线法最大程度保护肛门括约肌的功能,避免术后肛门失禁。

（2）在手术当中要仔细处理原发的感染内口,预防肛瘘形成。术中确实找不到内口时,不应勉强一次性根治,可第一期做切开引流,第二期再次手术。

（3）肛周脓肿手术时要充分敞开脓腔,彻底清除脓腔坏死组织,分开脓腔内的分隔。

（4）常规的外科手术消毒范围包括手术切口周围15 cm的区域,自上而下,自切口中心向外周消毒。而肛周疾病手术消毒范围除常规区域以外还包括肛门消毒。且与其他部位手术消毒顺序不同的是,应自外周逐渐涂向手术区消毒,最后消毒肛门,更换新的碘伏纱布或纱条,反复3~4次。对于脓肿破溃有分泌物的患者,更应如此,严格按照无菌观念实施。

4. 术后管理

（1）术后换药前30 min建议口服布洛芬缓释胶囊,吲哚美辛栓或双氯芬酸钠栓纳肛,或贴敷芬太尼透皮贴,减轻痛苦。

（2）填塞纱布引流条时,不可过紧。对于创面较大、位置较深等特殊肛周脓肿,也可以使用负压封闭引流(vacuum sealing drainage,VSD),从而促进细胞增生及肉芽组织生长。

思维引导：由于直肠肛管周围脓肿的位置不同,临床表现和治疗方式也各异,术前诊断是关键。肛门区特殊的神经网络影响患者对疼痛的体验,采取何种麻醉方式,一定要结合患者的感受和意愿。围术期疼痛管理以减轻换药疼痛、减轻患者痛苦为目的,术前、术中、术后换药前后均可以辅助应用止痛药物,可单独使用或联合使用。

三、思考与讨论

一旦有肛周脓肿表现,应及时就诊。一旦化脓,尽早手术。在临床中,一些患者症状可不典型,无红肿热痛表现,此时,全面的体格检查(直肠指诊、肛门镜检查)是必不可少的环节,必要时完善CT、MRI检查明确诊断,不可盲目切开。

四、练习题

1. 如何避免肛周脓肿术后肛瘘的形成？
2. 肛周疾病术后镇痛药物的使用原则有哪些？

五、推荐阅读

[1]陈孝平,汪建平,赵继宗.外科学[M].9版.北京:人民卫生出版社,2018.

[2]吴永和,张佳敏,严建,等.肛周坏死性筋膜炎合并糖尿病1例误诊为肛周脓肿诊治体会[J].医

学理论与实践,2022,35(9):1617-1618.
[3] 齐济,刘卫民. 肛周脓肿术后创面外治方法的研究进展[J]. 中外医学研究,2021,19(14):194-196.
[4] 谢宛廷,江琼,樊文彬,等. 肛周脓肿术后外治法研究进展[J]. 中国肛肠病杂志,2022,42(6):66-68.

(刘德总)

案例 10　上消化道出血

一、病历资料

(一)门诊接诊

1. 主诉　间断呕血、黑便 14 d,再发 1 d。

2. 问诊重点　询问是否为呕血、呕血的颜色及量、呕血的诱因、患者一般情况、伴随症状、诊疗经过及治疗效果、既往病史以及口服药物病史等。

> **问诊结果**
>
> 中年男性,退休工人,2 周前突然出现呕血,量约 400 mL,色鲜血,伴暗红色血凝块,伴乏力、心慌、黑便,无反酸、早饱、嗳气。当地医院给予输血、止血、补液药物后症状好转,1 d 前再次出现呕血,出血量约同前。近半年来食欲减退,体重未减。因腰腿痛长期口服"止痛"药物。母亲因心肌梗死去世。

3. 思维引导　患者突发呕血,伴乏力、心慌、黑便,当地医院给予输血、止血等处理后,患者出血得到控制,1 d 后再次出现呕血症状。结合患者饮食不规律,近半年来食欲减退,且因腰腿痛长期口服"止痛"药物,考虑上消化道出血,需要进一步评估患者失血程度,行胃镜、CT 等检查明确出血原因。

(二)体格检查

1. 重点检查内容及目的　全身情况评估了解有无失血性休克,腹部查体了解有无肝源性或胆源性出血,腹股沟或锁骨上淋巴结触诊、肛门指诊等了解有无肿瘤性出血。

> **体格检查结果**
>
> T 36.7 ℃,R 20 次/min,P 103 次/min,BP 95/64 mmHg。
>
> 患者营养一般,睑结膜及口唇苍白,腹部平坦,上腹部无压痛,未触及包块,肝、脾肋缘下未触及,未及叩痛,墨菲征阴性,麦氏点无压痛。移动性浊音阴性。肠鸣音正常,4 次/min。肛门指诊未触及肿块,指套未染血。

2. 思维引导　经上述病史问诊及体格检查,考虑消化性溃疡/肿瘤出血可能性大。患者消化道出血暂无进一步加重表现,但伴乏力、心慌,体格检查贫血貌,仍须进一步结合实验室检查评估失血量,完善腹部影像学 CT 和胃镜,为下一步原发病的治疗提供参考依据。

(三)辅助检查

1. 主要内容及目的

(1)血常规及凝血功能:评估患者失血程度。

(2)胸部 CT、心电图、心脏彩超:评估患者全身情况。

(3)腹部 CT:鉴别肝、胆源消化道出血及胃恶性肿瘤出血。

(4)胃镜:协助判断出血部位、原因、速度及内镜下的治疗。

辅助检查结果

(1)血常规、大便常规、凝血功能:Hb 74 g/L,HCT 45.8%;粪便隐血阳性;凝血酶原时间(PT) 15.8 s,国际标准化比值(INR) 1.24;CEA 1.23 ng/mL。

(2)全腹 CT 平扫+增强:胃充盈欠佳,其内可见高密度影。

(3)胸部 CT:右肺中叶及双肺下叶少量慢性炎症。

(4)心电图、心脏彩超:窦性心动过速,EF 56%,心内结构未见明显异常。

(5)胃镜检查:胃小弯可见 2 处病变,一病变黏膜充血,散在点状糜烂,其下方可见另一病变,黏膜充血水肿稍隆起。病理活检示急性炎症伴不典型增生。

---

2. 思维引导 根据患者血红蛋白及凝血功能情况,贫血诊断明确,胃镜及病理活检确诊胃溃疡,考虑胃溃疡合并出血诊断。

(四)诊断

1. 诊断 分析上述病史、查体、辅助检查结果,作出以下诊断:①胃溃疡并出血;②中度贫血。

2. 输血前评估及合理用血 消化道出血患者,一次失血量低于总血容量 10% 者,可通过机体自身代偿而无须输血。失血量达总血容量的 10%~20% 时,应根据有无血容量不足的临床症状及其严重程度,同时参照血红蛋白和血细胞比容的变化选择治疗方案。患者可表现为活动时心率增快,出现体位性低血压,但血细胞比容常无改变,此时可输入适量晶体溶液、胶体溶液或少量血浆代用品。失血量超过总血容量 20% 时,除有较明显的血容量不足、血压不稳定外,还可出现血细胞比容下降。此时,除输入晶体溶液或胶体溶液补充血容量外,还应适当输入浓缩红细胞以提高携氧能力。原则上,失血量在 30% 以下时,不输全血;超过 30% 时,可输全血与浓缩红细胞各半,再配合晶体和胶体溶液及血浆以补充血容量。由于晶体溶液维持血容量作用短暂,需求量大,故应增加胶体溶液或血浆蛋白比例,以维持胶体渗透压。当失血量超过 50% 且大量输入库存血时,还应及时监测某些特殊成分如清蛋白(白蛋白)、血小板及凝血因子有无缺乏,并给予补充。

3. 思维引导 结合该患者慢性失血和急性失血交替出现,伴乏力、心慌、黑便,Hb 74 g/L,患者中度贫血诊断明确,心率增快,血压降低,因此应在积极液体复苏的基础上予以输血治疗。

二、治疗经过

(一)治疗原则

1. 初步处理,补充血容量 对于严重消化道出血患者应快速采取复苏措施,建立静脉通路,必要时行锁骨下静脉穿刺置管,保障输液速度,在快速输入平衡盐溶液补充容量的同时进行输血配型试验。观察生命体征,包括心率、血压、尿量、周围循环等。

2. 留置胃管,灌洗及监测是否再出血　呕血患者应安放胃管,连续用生理盐水灌洗,直到胃液清亮为止,以便观察后续出血情况。也可经胃管注入 200 mL 含 8 mg 去甲肾上腺素的生理盐水,并夹管约 30 min。每 4~6 h 可重复。

3. 药物止血　静脉输注 H_2 受体阻滞剂或质子泵抑制剂以抑制胃酸,静脉应用血管升压素、生长抑素类制剂以及肌内注射凝血酶等。

4. 其他止血治疗　如药物止血效果不佳,可考虑急诊内镜下止血。如药物喷洒止血法、局部注射止血药物、热凝、钛夹夹闭出血性血管和病灶等。选择性血管造影诊断及治疗上消化道出血,适用于各种原因引起的胃肠道大出血,部位不明、原因不详经内科保守治疗无效者。经上述积极的初步处理后,出血仍不能得到有效控制,血压、脉搏仍不稳定,以及出血停止后近期又反复出血时,应及时行急症手术。手术的首要目的是紧急止血,若条件允许,可进一步对原发病进行彻底处理。

治疗经过

(1) 入院严密监测患者心率、血压、呼吸、尿量及神志变化,监测中心静脉压,观察呕血及黑便等,明确有无活动性出血。

(2) 建立静脉通路,给予平衡盐溶液,即刻行血型鉴定、交叉配血、血常规、血细胞比容、血尿素氮等检查,做好输血准备。

(3) 予以胃管置入,凝血酶肌内注射及使用加入肾上腺素的生理盐水分次灌洗。

(4) 予以输注去白细胞悬浮红细胞 4 U。

(5) 予以质子泵抑制剂 80 mg 微量泵泵入。

(6) 患者经上述治疗后生命体征逐渐平稳,予以胃镜进一步明确出血原因及后续原发病治疗。

(二) 随访

该患者出血系胃溃疡所致,在患者生命体征平稳后予以胃溃疡的系统治疗,按照相关指南如《消化性溃疡循证临床实践指南(2020 JSGE)》予以随访。

三、思考与讨论

上消化道出血包括食管、胃、十二指肠、胆管、胰以及空肠上段病变的出血,其临床病死率与病因误诊率目前仍然较高,分别为 10% 和 20% 以上。患者常出现呕血和黑便症状,伴或不伴头晕、心悸、面色苍白、心率增快、血压降低等周围循环衰竭征象,出血量较大、肠蠕动过快者也可出现血便。少数仅有周围循环衰竭征象而无显性出血的患者应避免漏诊。该患者 2 周以来,间断呕血 2 次,伴有乏力、心慌、黑便,考虑上消化道出血诊断。患者长期口服非甾体类止痛药物,入院后完善查体可见贫血貌、血压降低、心率增快,无上腹部包块及淋巴结肿大,无蜘蛛痣、脾大、腹水等,无黄疸、胆囊肿大,无全身皮肤黏膜出血等,考虑溃疡性疾病导致的出血可能。胃镜及腹部 CT 进一步证实出血原因及出血部位,明确诊断。结合患者全身表现及血红蛋白和血细胞比容的变化考虑患者未出现进一步出血,按照急性非静脉曲张性上消化道出血诊治流程(图 1-20)予以内科保守治疗,如补液、输血、质子泵抑制剂、止血药物等治疗,患者症状及体征明显改善,实验室检查指标逐渐正常。患者生命体征平稳后再进行原发病的治疗及定期随访。

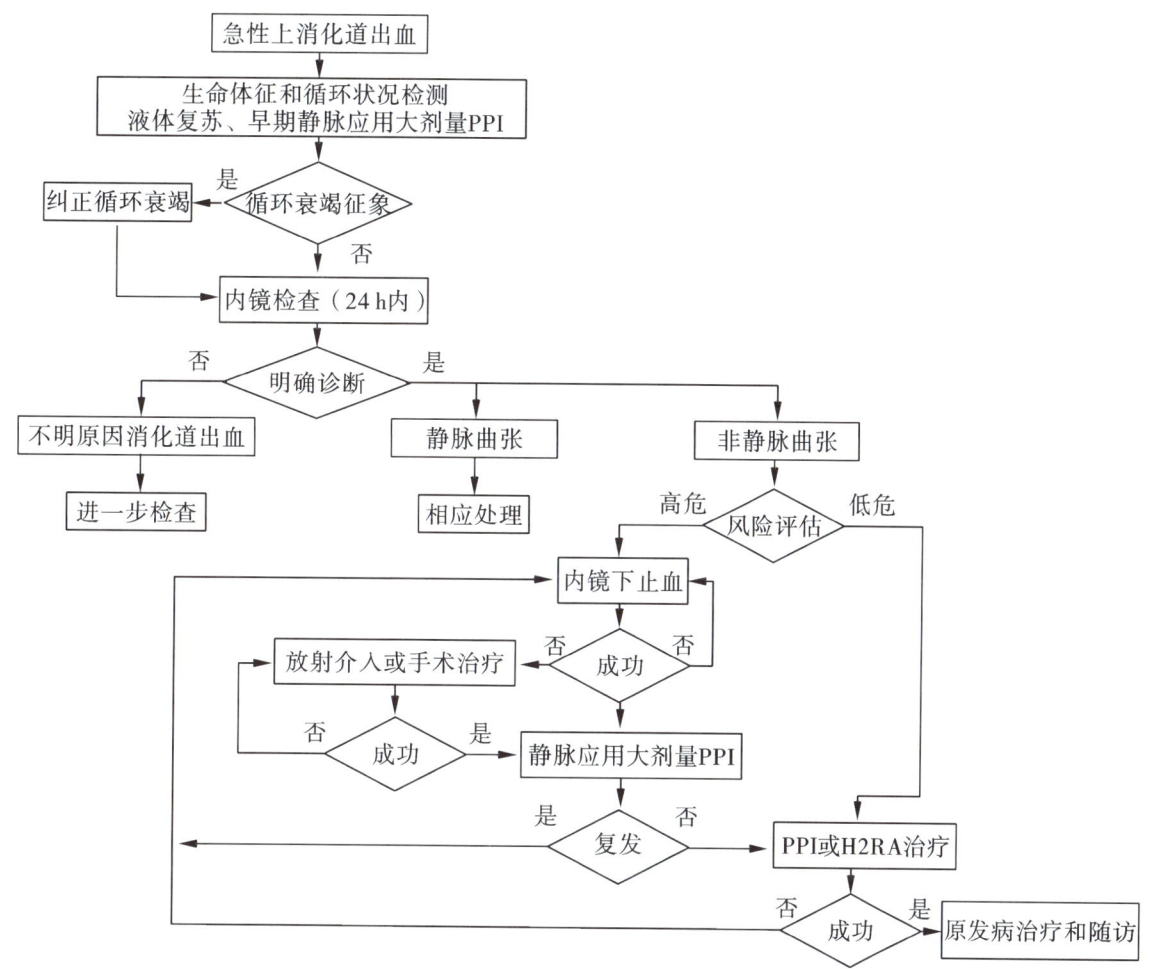

图 1-20　急性非静脉曲张性上消化道出血诊治流程

注：PPI 为质子泵抑制剂；H_2RA 为 H_2 受体阻滞剂。

四、练习题

1. 常见的上消化道出血有哪些？
2. 手术治疗胃十二指肠溃疡出血的指征及手术方式有哪些？
3. 常用内镜下止血的方法有哪些？
4. 食管胃底静脉曲张破裂出血的治疗方式有哪些？

五、推荐阅读

[1] 陈孝平,汪建平,赵继宗. 外科学[M]. 9 版. 北京：人民卫生出版社,2018.
[2] 吴孟超,吴在德. 黄家驷外科学[M]. 8 版. 北京：人民卫生出版社,2020.
[3] 汤森德,比彻姆,埃弗斯,等. 克氏外科学：第 20 版[M]. 陈孝平,刘玉村,编译. 影印中文导读版. 长沙：湖南科学技术出版社,2020.
[4]《中华内科杂志》编辑部,《中华医学杂志》编辑部,《中华消化杂志》编辑部,等. 急性非静脉曲张性上消化道出血诊治指南（2018 年,杭州）[J]. 中华消化杂志,2019,39(2)：80-87.
[5] 中国医师协会急诊医师分会,中华医学会急诊医学分会,全军急救医学专业委员会,等. 急性上消化道出血急诊诊治流程专家共识[J]. 中国急救医学,2021,1(41)：1-10.

（秦长江　汪　洋）

第二章 肝胆胰外科

案例 11 肝创伤性破裂

一、病历资料

(一)门诊接诊

1. **主诉** 外伤致呼吸困难、血压下降 3 h。

2. **问诊重点** 依据是否有腹壁伤口,腹部创伤可分为开放性和闭合性两大类。开放性创伤常由刀刃、弹片等利器引起,闭合性创伤常由坠落、碰撞、冲击、挤压、拳打脚踢等钝性暴力引起。开放性创伤并腹膜破损者为穿透伤(多伴内脏损伤),无腹膜破损者为非穿透伤(偶伴内脏损伤);闭合性创伤可能仅局限于腹壁,也可同时兼有内脏损伤。开放性创伤诊断常较明确,常见受损内脏依次是肝、小肠、胃、结肠、大血管等;在闭合性损伤中依次是脾、肾、小肠、肝、肠系膜等。胰、十二指肠、结肠、直肠等由于解剖位置较深,故损伤发生率较低。故接诊伤者时,首先要询问受伤史,观察其生命体征,做针对性的体格检查。

> **问诊结果**
>
> 患者青年男性,自由职业,既往体健,无高血压、心脏病病史,无糖尿病、脑血管疾病病史,预防接种随社会计划进行。吸烟 10 余年,10 支/d。3 h 前高处坠落后被钢筋自左侧大腿根部穿透至体内,伴呼吸困难、面色苍白、肢体发冷,无意识障碍,无咳嗽、咯血,无血尿、血便等,至某中医院监测血压下降,行胸部及全腹部 CT 提示"贯穿伤,胸腹部联合伤",给予胸腔闭式引流、补液、升压等治疗,症状无好转,为求进一步治疗来上级医院,急诊以"贯穿伤,胸腹部贯穿伤"收入科。自发病以来,患者神志清,精神差,未进食,未排大便,小便正常,体重无明显变化。

3. **思维引导** 详细询问外伤史和细致的体格检查,是诊断腹部损伤的主要依据;但有时因伤情紧急,了解病史和体检常需要和一些必要的急救措施(如止血、输液、抗休克、维护呼吸道通畅等)同时进行。腹部损伤不论是开放伤或闭合伤,应在排除身体其他部位的合并伤(如颅脑损伤、胸部损伤、肋骨骨折、脊柱骨折、四肢骨折等)后,首先确定有无内脏损伤,再分析脏器损伤的性质、部位和严重程度,确定有无剖腹探查的指征。多数伤者根据临床表现即可确定是否有脏器损伤,有下列表现之一应重点怀疑:①早期出现休克;②持续性甚至进行性加重腹痛伴恶心、呕吐等消化道症状者;③有固定的腹部压痛和肌紧张;④有气腹表现者(空腔脏器损伤);⑤腹部出现移动性浊音;⑥有便血、呕血或尿血。

(二)体格检查

1. 重点检查内容及目的 以下各项对于判断何种脏器损伤有一定价值:①有恶心、呕吐、便血、气腹者多为胃肠道损伤,再结合暴力打击部位,腹膜刺激征最明显的部位和程度,可确定损伤在胃、上段小肠、下段小肠或结肠。②有排尿困难、血尿、外阴或会阴部牵涉痛者,提示泌尿系统脏器损伤。③有肩部牵涉痛者,多提示上腹部脏器损伤,其中以肝和脾破裂为多见。④有下位肋骨骨折者,注意肝或脾破裂的可能。⑤有骨盆骨折者,提示直肠、膀胱、尿道损伤的可能。

> **体格检查结果**
>
> T 36.6 ℃,R 20 次/min,P 84 次/min,BP 124/75 mmHg。
>
> 患者全身皮肤、巩膜无黄染,浅表淋巴结未触及。腹部平坦,无胃肠型。有压痛,无反跳痛,未触及包块,肝、脾肋缘下未触及,墨菲征阴性,麦氏点无压痛,左侧肢体有一钢筋自大腿根部插入体内。移动性浊音阴性。肠鸣音正常,3 次/min。肛门指诊未触及肿块,指套未染血。

2. 思维引导 患者有外伤病史,同时有明显的腹部压痛,但无反跳痛,无腹膜刺激征,同时肠鸣音正常,提示无消化道外漏,基本排除消化道损伤。肛门指诊指套未染血,也能辅助排除消化道损伤,综合考虑实质脏器损伤可能性大。

(三)辅助检查

1. 主要内容及目的 明确可能损伤器官,进行必要的鉴别诊断,并对病情的严重程度进行评估,从而为进一步治疗提供依据。其中血常规、凝血功能、肝功能、肾功能检测用于评估病情,胸腹部 X 线片、胸腹及颅脑 CT 用于评估病情并同时用于鉴别诊断。

> **辅助检查结果**
>
> (1)血常规、凝血功能、肝功能、肾功能:血常规示 WBC $14.6×10^9$/L,N% 88.7%,RBC $4.13×10^{12}$/L,Hb 129 g/L,PLT $101×10^9$/L;凝血功能示 PT 10 s,活化部分凝血活酶时间(APTT)26.7s,INR 0.89,纤维蛋白原(Fib)3.11 g/L;肝功能及肾功能示丙氨酸转氨酶(ALT) 9.3 U/L,天冬-氨酰转氨酶(AST) 19.7 U/L,γ-谷氨酰转移酶(γ-GGT) 10 U/L,碱性磷酸酶(ALP)60 U/L;白蛋白 46.1 g/L,总胆红素(TB)6.6 μmol/L,结合胆红素(CB) 3.1 μmol/L。
>
> (2)胸腹部 X 线平片:胸腹部可见金属异物,伪影较大,胸部位于后纵隔,腹部位于腹膜后,腰大肌与左肾之间。左侧第6、7肋骨骨质连续性中断。左侧耻骨异物贯穿处可见骨片影(图2-1)。诊断意见如下,①胸腹部金属异物,左侧耻骨异物贯穿处骨折考虑。②左侧第6、7肋骨骨折。
>
> (3)胸腹及颅脑CT:肝大小、形态及密度未见明显异常,胆囊不大,壁不厚,囊内未见明显异常密度影,胰腺显示欠清,脾大小形态可,实质内未见明显异常密度影,左肾向外侧移位,实质内未见异常密度影。右肾大小形态可,实质内未见明显异常密度影。膀胱充盈差。胃充盈可,壁不厚,腹腔内肠管未见明显扩张,腹膜后及双侧腹股沟区未见肿大淋巴结影。盆腔内间隙模糊,可见条絮样渗出影。右肺膨胀不全,右肺内可见少许条絮影。右侧胸腔内可见大量积液影,左侧胸腔内可见积液影及积气影。纵隔、左侧胸腹壁可见积气影。两肺门影不大。纵隔内及双侧腋窝下未见肿大淋巴结影。心影不大,脑实质内未见异常密度影,脑室、脑池、脑沟无变形、扩大及移位,中线结构居中。头颅骨质连续性完整。左侧颈后部肌间隙内可见积气影。诊断意见如下,①盆腔内渗出或出血,请结合临床。②右侧胸腔积液,右肺膨胀不全。③左侧

液气胸,右肺挫伤可能。④纵隔、左侧胸腹壁、左侧颈后间隙积气。⑤头颅螺旋CT(SCT)平扫未见明显异常。

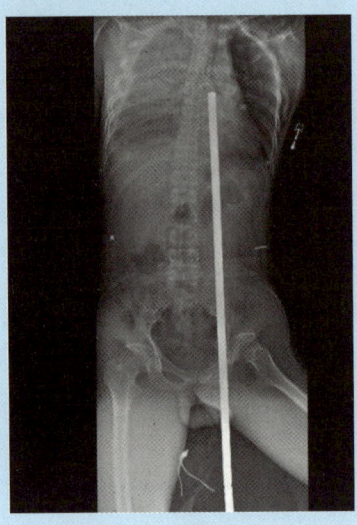

图2-1　胸腹部X线片

2. 思维引导　从实验室检查结果可以看出,患者无贫血征象,有WBC升高但患者体温未升高,可能为外伤的应激反应。影像学检查结果中的异物影可以判断其可能损伤的器官。胸腔积液、气胸提示患者胸部存在损伤。盆腔内渗血和积血,提示腹膜内有器官损伤,同时未见腹腔游离气体,基本排除胃肠道损伤。

（四）诊断

1. 诊断　分析上述病史、查体、辅助检查结果,给出诊断:①失血性休克;②多发伤,胸腹联合伤,血气胸,肋骨、下肢多发骨折;③肺部感染。

2. 思维引导　肝挫裂伤临床分极(AAST):具体内容如下。

（1）Ⅰ级:血肿,位于被膜下,<10%肝表面积。裂伤,被膜撕裂,实质裂伤深度<1 cm。

（2）Ⅱ级:血肿,位于被膜下,10%~50%肝表面积;实质内血肿直径<10 cm。裂伤,实质裂伤深度1~3 cm,长度<10 cm。

（3）Ⅲ级:血肿,位于被膜下,>50%肝表面积或仍在继续扩大;被膜下或实质部血肿破裂,实质内血肿>10 cm或仍在继续扩大。裂伤,深度>3 cm。

（4）Ⅳ级:裂伤,实质破损累及25%~75%的肝叶或在单一肝叶内有1~3个Couinaud肝段受累。

（5）Ⅴ级:裂伤,实质破裂超过75%肝叶或在单一肝叶内超过3个Couinaud肝段受累。血管,近肝静脉损伤,即肝后下腔静脉或肝静脉主支。

Ⅲ级以上分级每增加一个额外损伤,其损伤程度则增加1级。

二、治疗经过

手术治疗

肝创伤性破裂患者手术治疗的基本原则是手术修补和止血、取出异物、清除坏死组织及积极抗休克。

> **围术期管理**
>
> 1.术前准备　急诊行术前留置胃管,行机械性肠道准备,术前即刻留置导尿管。
> 2.手术经过　麻醉达成后,患者取仰卧位,见拇指粗螺纹钢筋自左侧大腿内侧刺入,随心脏跳动而抖动,外露钢筋约15 cm。给予全身广泛性消毒,铺无菌洞巾,取右侧躯体倾斜40度位,于左侧腋前线第4肋间,逐层进胸,放置胸腔排开器见胸腔积血约400 mL,吸净。左肺下叶破裂并呈不张改变,探查见钢筋一端经胸主动脉旁刺出并穿进左肺下叶,游离周围组织,确切探查钢筋胸腔段走形,未见明显大血管损伤,腹部取正中绕脐切口逐层切开,探查腹腔段钢筋走形,经左侧髂窝刺入,紧贴左侧髂动脉、腹主动脉、左侧肾门上方、腹腔干血管旁进入胸腔,肝左外叶撕裂,给予4-0滑线缝合止血,未见明显血管破裂出血,腹膜后周围组织损伤出血,遂缓慢拔除钢筋并密切观察胸腹段情况,未见明显出血情况,胸腹腔放置引流管,关闭胸腹腔切口外敷以VSD负压装置。大腿内给予切口扩创,清除坏死组织及异物,负压装置给予应用,术毕,手术过程顺利,术中出血不多,麻醉满意,术后患者病情较重,医护人员陪同下安返综合重症监护病房(intensive care unit,ICU)。术中拔除钢筋长约70 cm。
> 3.术后管理
> (1)术后留置胃管2 d,观察无活动性出血,即拔除;术后给予非甾体镇痛药为主的复合镇痛;早期下床活动;早期经口饮水,进无渣流食。
> (2)术后第2天于局部麻醉下行胸腔穿刺引流术,第5天行伤口清创引流术,效果满意。

思维引导:患者为外伤患者,且为胸腹联合伤,气胸血胸对呼吸影响较大,故须优先处理。探查腹腔时,应该逐一排查腹腔脏器情况,术中应注意多学科之间的协作。

三、思考与讨论

患者3 h前高处坠落后被钢筋自左侧大腿根部穿透至体内,伴呼吸困难、面色苍白、肢体发冷,于当地医院行胸部及全腹部CT提示"贯穿伤,胸腹部联合伤",给予胸腔闭式引流、补液、升压等治疗,症状无好转,为求进一步治疗转入院,入院考虑为贯穿伤,胸腹部贯穿伤。急查胸腹部X线平片可见胸腹部金属异物,左侧耻骨异物贯穿处骨折考虑;左侧第6、7肋骨骨折。给予术前急诊行术前留置胃管,行机械性肠道准备,术前即刻留置尿管,完善术前检查后急诊全麻下行"开胸联合开腹探查术",术中确切吻合、严密止血,反复冲洗腹腔并留置引流管,术后给予广谱抗生素抗感染、纠正水电解质及酸碱平衡紊乱、肠外+肠内营养支持治疗,术后恢复好,无发热,术后第二天于局麻下行胸腔穿刺引流术,第五天行伤口清创引流术,效果满意。患者病情稳定后出院,院外继续康复治疗。

四、练习题

1.肝损伤治疗手段有哪些?
2.肝损伤的剖腹探查指征有哪些?
3.肝损伤的术后并发症有哪些?

五、推荐阅读

[1]陈孝平,汪建平,赵继宗.外科学[M].9版.北京:人民卫生出版社,2018.
[2]张启瑜.钱礼腹部外科[M].2版.北京:人民卫生出版社,2017.

[3] 汤森德,比彻姆,埃弗斯,等.克氏外科学:第20版[M].陈孝平,刘玉村,编译.影印中文导读版. 长沙:湖南科学技术出版社,2020.

(陈昆仑 翟文龙)

案例 12 原发性肝癌

一、病历资料

(一)门诊接诊

1. **主诉** 右上腹隐痛不适 2 月余,发现肝占位 3 d。
2. **问诊重点** 围绕疼痛部位、性质、严重程度、诱发及缓解因素、伴随症状、诊疗经过、既往病史等仔细问诊。

> **问诊结果**
>
> 中年男性,50 岁,工人,22 年前确诊为乙型肝炎,未行定期检查,未治疗,有长期饮酒史(平均 250 mL/d,30 年余)。
>
> 2 个多月前自觉右上腹部隐痛不适,伴有乏力。无恶心、呕吐、发热。3 d 前因自觉右上腹疼痛及乏力较前加重,遂就诊于附近医院,经腹部超声检查发现:肝体积缩小,表面凹凸不平,肝裂增宽,肝右叶单发占位性病变,直径约 4 cm,提示"①肝硬化;②右肝占位(考虑肝癌)"。发病以来,食欲正常,体重下降约 5 kg,大小便正常。

3. **思维引导** 中年男性,除了长期饮酒外,更有长期乙肝病史,本身就是肝硬化和肝癌的绝对高危因素。而本次以肝区隐痛不适为主、伴有乏力及消瘦等消耗症状,超声也提示"①肝硬化;②右肝占位(肝癌?)",临床上除了乙型肝炎肝硬化的基本考虑外,应当高度警惕肝癌的可能。

(二)体格检查

1. **重点检查内容及目的** 重点检查腹部体征、巩膜黄染情况、肝掌等皮肤改变、浅表淋巴结及远处脏器有无转移征象等。

> **体格检查结果**
>
> T 36.3 ℃,R 20 次/min,P 80 次/min,BP 140/90 mmHg。
>
> 患者营养状况中等,全身皮肤及巩膜无黄染,有肝掌及蜘蛛痣,浅表淋巴结未触及。腹部平坦,可见轻度腹壁静脉曲张。腹部无压痛,未触及包块,肝、脾肋缘下未触及。移动性浊音阴性。肠鸣音正常。

2. **思维引导** 经过体格检查,发现患者有肝掌及蜘蛛痣表现,结合初诊医院超声对肝基础情况的描述,乙型肝炎肝硬化的诊断成立。至于超声所见的肝占位,虽然因体积较小而不能体检触及和受普通超声影像所限不能定性,但在肝癌高危人群中发现的直径超过 2 cm 的肝占位,临床诊断应高度怀疑为原发性肝癌(图2-2)。需要进一步通过更具确诊价值的超声造影和/或增强CT和/或增强MRI,结合甲胎蛋白(α-fetoprotein,AFP)等检查对该占位进行定性诊断,必要时行穿刺病理学检查。

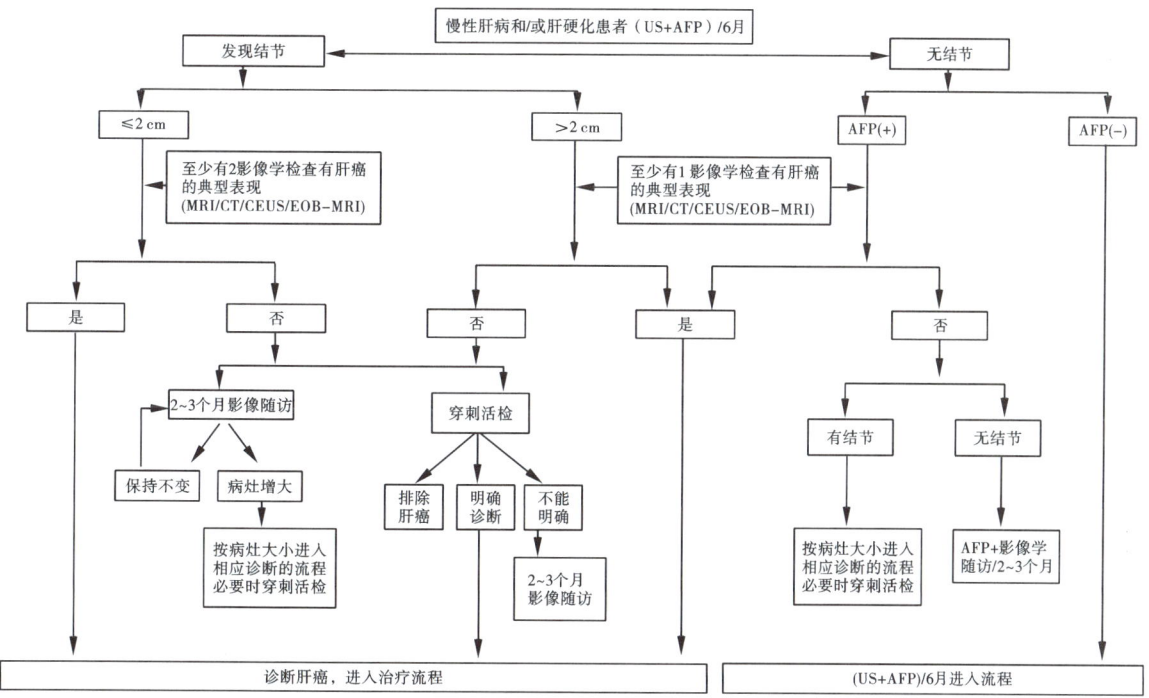

图2-2　肝癌诊断路线图

(来自《原发性肝癌诊疗规范2019版》)

(三)辅助检查

1. 主要内容及目的

(1)血常规、乙肝五项及肝功能:评估病人一般情况,检测了解病人肝脏基本情况;

(2)AFP:协助诊断肝占位性质;

(3)CT及MRI:明确肝硬化程度及肝占位性质、位置、大小、分期等。

(4)心脏彩超:评估病人术前心脏功能。

辅助检查结果

(1)血常规、乙肝五项及肝功能:血常规示 WBC $7.42×10^9$/L,Hb 142 g/L,PLT $128×10^9$/L。乙型肝炎五项示乙型肝炎表面抗原、乙型肝炎e抗原、乙型肝炎核心抗体阳性(大三阳),HBV-DNA<100 IU/mL。肝功能示 ALT 38/L,AST 26 U/L,TB 27 μmol/L,白蛋白 38 g/L,PT 11.3 s。

(2)AFP:1260 ng/mL。

(3)胸部、上腹部CT平扫+增强:双肺上叶散在炎症,右肺上叶陈旧性病变,肝右叶类圆形病灶,动脉期强化明显,静脉期强化降低,直径约4.5 cm。

(4)上腹部MRI平扫+增强:肝右叶骶椎5~6段原发性肝癌。动脉期肝骶椎5~6段病灶呈明显强化,门脉期、延迟期呈稍低信号,可见假包膜样强化,肝特异期呈相对低信号(图2-3)。

(5)心脏评估:心脏彩超提示 EF 68%,静息状态下心脏结构及功能正常。

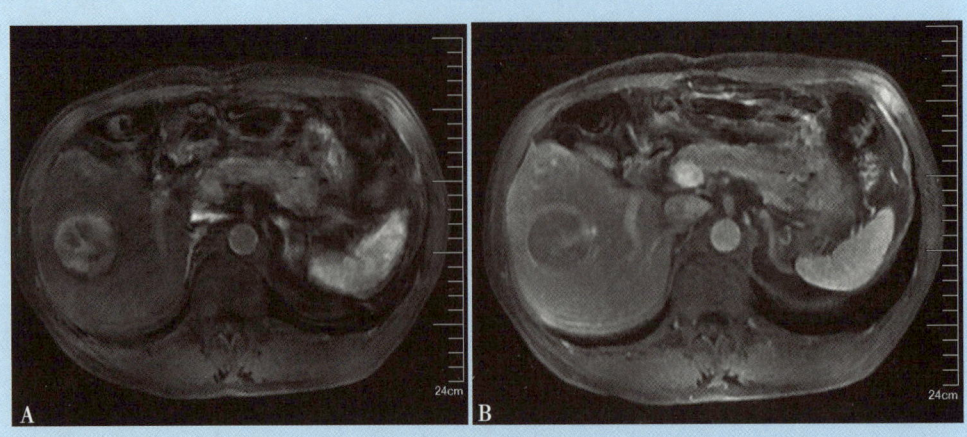

A. 动脉期；B. 静脉期
图 2-3 原发性肝癌 MRI

2. 思维引导 患者超声初筛时发现右肝直径约 4 cm 的占位，后经增强 CT 及 MRI 扫描，均具备典型的原发性肝癌的影像特征（造影剂快进快出），同时有明显的 AFP 增高，临床诊断"原发性肝癌"成立。

（四）诊断

1. 诊断 ①原发性肝癌（Ⅰa 期）；②乙型肝炎并肝硬化。

2. 思维引导 原发性肝癌的治疗手段众多，目前强调以外科手术为主的多学科治疗模式（MDT）。

二、治疗经过

（一）手术治疗

外科手术切除是原发性肝癌唯一有望获得治愈的治疗手段，总体上肝癌切除后 5 年生存率为 30%~40%，而小肝癌切除后 5 年生存率可达 75% 左右，超过任何一种肝切除以外的其他治疗手段，因此肝癌切除手术是肝癌 MDT 治疗中的首选治疗手段。

治疗经过

1. 术前准备 术留置胃管，术前晚禁食水，术前留置导尿管。
2. 手术经过
(1) 静脉吸入复合麻醉。
(2) 手术探查：右肋缘下反 L 形切口长约 30 cm，逐层进腹。肝色暗红，质韧，呈小结节肝硬化样表现。肝右叶可触及约 4 cm×5 cm 大小质硬肿块，与周围肝组织边界欠清，肿块局部隆起，未侵及膈肌。拟行肝癌根治性切除术。钳夹、切断、结扎肝圆韧带、肝镰状韧带、左右冠状韧带及右三角韧带，显露第二肝门；超声刀分离肝后方的右肾上腺，直至清晰显露肝肿块。解剖游离第一肝门，环绕止血带备肝门阻断。沿肿瘤周围约 2.0 cm 处，电灼肝包膜划定预切除线。沿切除线逐钳切断肝断面肝组织，结扎肝断面管道分支，将肝肿瘤完整切除。温蒸馏水浸泡肝创面，缝扎出血点。术中阻断第一肝门 2 次，每次时间约 10 min。检查肝断面无活动性出血及胆瘘，肝断面旁留置引流管 1 根。

3.术后管理

(1)术后留置胃管1 d,观察无消化道出血,即拔除;术后给予非甾体镇痛药为主的复合镇痛;早期下床活动;早期经口饮水,进无渣流食。

(2)术后72 h排气,1周经口进食目标量60%[目标量为热量摄入25～30 kcal/(kg·d),蛋白质摄入1.2～2.0 g/(kg·d)],肝功能有一过性异常,给予补充血浆、人血白蛋白后逐渐恢复,复查CT腹腔无积液,拔除引流管后出院。

思维引导:原发性肝癌作为恶性程度和术后复发率较高的肿瘤,诊疗的全程需要包括肝胆外科、肿瘤内科、医学影像科、病理科、介入科等在内的多个学科的共同参与,根据患者的具体病情,通过多种治疗方法和手段的合理应用,最大程度地提高治疗效果。对于肝癌切除术后复发的高危患者,应及时采用肝动脉插管化疗栓塞术(transcatheter arterial chemoembolization,TACE)、分子靶向药物等进行巩固治疗,同时加强术后随访监测,早期发现、早期处理可能发生的肝癌复发或转移。

(二)辅助治疗

术后辅助治疗是原发性肝癌综合治疗的重要组成部分,可以延长肝癌患者的无瘤生存期,改善预后。

术后病理

肉眼见肝右叶切除标本约7 cm×6 cm×5 cm,剖视见肿块体积约4 cm×5 cm×4 cm,切面灰褐色,手术剥离面距癌组织最近约1 cm。周围肝组织呈活动性肝硬化改变(早期肝硬化)。未见明显血管、胆管内癌栓。

病理诊断:肝细胞肝癌。

免疫组化:CK8(+)、HP1(+)、Ki67(+5%)、GPC3(-)、AFP(+)。

1. 辅助治疗方案　肝动脉插管化疗栓塞术,栓塞剂采用碘油,化疗药物选择顺铂。

2. 思维引导　患者有长期乙型肝炎肝硬化病史,肝癌切除术后病理、AFP高表达,提示具有肝癌切除术后复发的高危因素,术后肝动脉插管化疗栓塞术具有一定的效果,能发现并控制术后肝内微小残癌、降低术后复发率。另外,HBV相关的肝癌患者,术后还需要长期监测病毒复制情况和进行正确的抗病毒治疗。

(三)随访

对于肝癌患者,强调通过动态观察症状、体征和辅助检查(主要是血清AFP和影像学检查)进行定期随访。一般认为,随访频率在治疗后3年内应该每3～4个月1次;3～5年期间,每4～6个月1次;5年后依然正常,可以改为6～12个月1次。

三、思考与讨论

患者腹痛2个月发病,当地超声提示肝硬化,右肝占位,经CT及MRI检查符合原发性肝癌"快进快出"典型影像表现,结合乙型肝炎病史及AFP明显升高,临床诊断为原发性肝癌,给予全麻下肝癌根治性切除术,围手术期恢复顺利,术后病理示肝细胞肝癌,术后给予肝动脉插管化疗栓塞术1次,降低复发风险。小肝癌(长径小于5 cm)手术切除后5年生存率可达75%左右,但复发率高。所以肝癌术后患者需严格复查随访,及时发现复发病灶,如能再次手术或消融治疗,仍可以获得良好的治疗效果。肝癌的发生与肝硬化及乙肝病毒均有关系,肝癌患者需要终生服用抗病毒药物以降低复发率,近年来靶向药物联合免疫治疗在晚期肝癌的治疗方面取得一些突破,期待靶向联合免疫治疗未来在肝癌的治疗中有更好的治疗方法及效果。

四、练习题

1. 什么是肝癌发生发展的三部曲?
2. 肝癌筛查的主要手段是什么?
3. 中国的原发性肝癌临床分期主要参考的指标有哪些?

五、推荐阅读

[1] 刘允怡.肝细胞癌[M].北京:人民卫生出版社,2009.
[2] 中华人民共和国国家卫生健康委员会医政医管局.原发性肝癌诊疗规范(2019年版)[J].中国实用外科杂志,2020,40(2):121-138.
[3] 中国抗癌协会肝癌专业委员会.中国肝癌多学科综合治疗专家共识[J].临床肝胆病杂志,2021,37(2):278-285.

(户平安)

案例13　门静脉高压症

一、病历资料

(一)门诊接诊

1. **主诉**　间断呕血、黑便2个半月多。
2. **问诊重点**　注意询问呕血、黑便的量,有无头晕、恶心等症状,诱发及缓解因素,伴随症状,诊疗经过及治疗效果,既往病史以及营养相关病史等。

> **问诊结果**
>
> 患者为年轻男性,既往有乙型肝炎病史。2个多月前无明显诱因出现呕血及黑便1次,具体量不详。伴胸闷、腹胀、恶心、乏力、牙龈出血及双下肢水肿。当地医院胃镜:食管静脉曲张(重度)。彩超:肝硬化并腹水,门静脉高压,脾大,胆囊壁毛糙。CT:①肝硬化征象,脾大,腹水,门静脉高压并侧支循环形成;②肝内小囊肿;③胆囊壁毛糙;④副脾。血常规及凝血功能:红细胞计数2.85×10^{12}/L,血红蛋白69 g/L,凝血酶原时间16.1 s。于2021年01月11日行食管静脉曲张硬化剂注射治疗、内镜下静脉曲张精准断流术(ESVD),其间行输血、输液治疗。

3. **思维引导**　年轻男性患者,既往乙型肝炎病史,2个多月前间断呕血、黑便。胃镜示重度食管静脉曲张,CT示肝硬化、脾大、腹水、门静脉高压及侧支循环形成等病理改变。结合病史及检查,考虑该患者为肝炎后肝硬化、门静脉高压伴食管胃底静脉曲张破裂出血。诊疗重点包括详细检查腹壁曲张血管情况、移动性浊音等阳性体征,同时应完善肿瘤标志物、上腹部增强CT等检查,排除肿瘤病变。

(二)体格检查

1. **重点检查内容及目的** 须重点检查患者神志、眼睑及甲床色泽等,排除是否合并贫血。观察腹壁静脉曲张情况,注意皮肤黏膜是否有黄染、皮疹、出血点及蜘蛛痣等,同时注意肝、脾触诊情况及是否有移动性浊音等。

体格检查结果

T 36.60 ℃,R 80 次/min,P 20 次/min,BP 135/89 mmHg。

患者营养良好,神志清楚,自主体位,痛苦面容。全身皮肤黏膜无黄染,可见双侧肝掌以及颈部和前胸明显蜘蛛痣。结膜稍苍白,无充血、水肿及出血。巩膜无黄染。腹平坦,可见腹壁静脉曲张,以脐周为著,无胃肠型及蠕动波。腹部无压痛、反跳痛及肌紧张,未触及明显包块。肝肋缘下未触及,脾肋缘下 4 cm 可触及,墨菲征阴性,移动性浊音阴性,肠鸣音 5 次/min。

2. **思维引导** 患者贫血貌,腹壁可见曲张血管,脾明显肿大,肋缘下可触及,全腹无压痛。须完善腹部增强 CT 检查,明确腹腔侧支血管情况。必要时再次行胃镜检查,明确食管胃底静脉曲张情况。

(三)辅助检查

1. **主要内容及目的**

(1)血常规和凝血功能:评估患者的贫血程度以及血液状况。

(2)上腹部 CT 平扫及增强结合上腹部彩超:了解患者肝硬化及门静脉高压状况,同时观察食管胃底静脉曲张的严重程度。

(3)心电图与心脏彩超等检查:评估患者全身情况。

辅助检查结果

(1)血常规、凝血功能、传染病、肝功能、肾功能、电解质、血脂、肿瘤标志物:血常规示 WBC $2.39×10^9$/L,RBC $4.42×10^{12}$/L,Hb 106.0 g/L,PLT $47×10^9$/L。凝血功能示 PT 14s,Fib 1.91 g/L。传染病结果回示乙型肝炎表面抗原(+),乙型肝炎表面抗体(-),乙型肝炎 e 抗原(-),乙型肝炎 e 抗体(-),乙型肝炎核心抗体(+),乙型肝炎 DNA $4.48×10^4$ IU/mL。肝功能、肾功能、电解质、血脂、肿瘤标志物等均无明显异常。

(2)腹部影像学:彩超示胆囊壁厚、毛糙;肝弥漫性回声改变,门静脉增宽;脾大并脾静脉增宽(图2-4)。CT 示肝硬化,门静脉高压症(食管胃底静脉曲张、脾大),胆囊炎考虑(图2-5)。

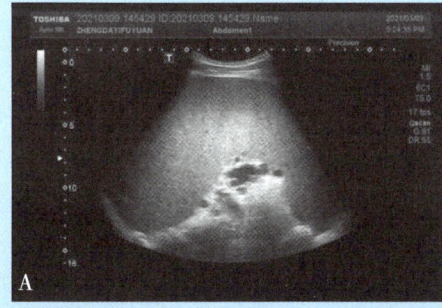
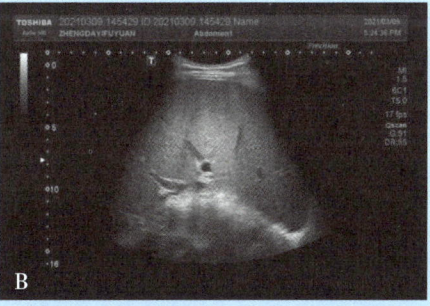

A.超声示脾脏增厚;B.超声示脾静脉增宽

图2-4 腹部彩超

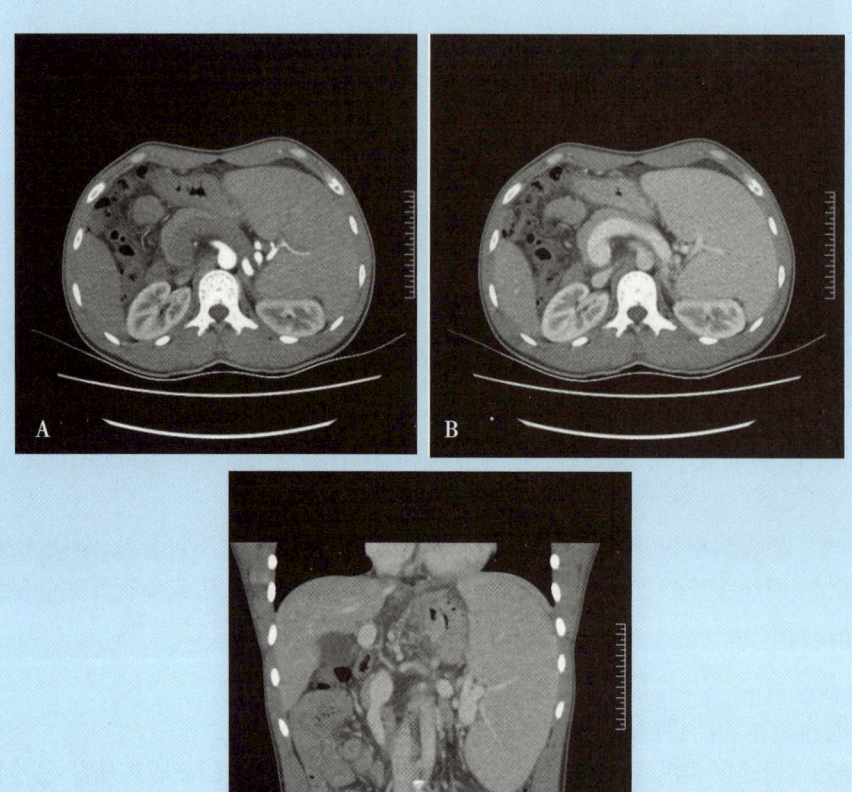

A. 动脉期；B. 门脉期；C. 门脉期冠状位

图 2-5　腹部 CT

（3）心电图、心脏彩超：心电图提示正常心电图，心脏彩超提示 EF 64%，左心室舒张功能下降。

2. **思维引导**　患者既往有乙型肝炎病史，近 2 个月出现呕血、黑便，胃镜示食管胃底静脉重度曲张，考虑破裂出血。目前给予输血、输液纠正贫血，同时行胃镜下止血等治疗。患者一般情况稳定，但脾大、门静脉高压明显，再次出血的风险较高，有手术指征。

（四）诊断

1. **诊断**　结合病史、临床检验及检查结果，初步诊断：①上消化道出血；②肝硬化伴食管胃底静脉曲张破裂出血；③肝炎后肝硬化。

2. **思维引导**　结合患者病史和临床检验及检查结果，考虑肝炎后肝硬化、门静脉高压并上消化道出血。给予输血、输液等对症治疗后，目前一般情况稳定，但肝硬化、脾大并门静脉高压患者首次出血后发生再次出血，特别是凶险性出血的风险较高，可考虑行"脾切除+贲门周围血管离断术"。

二、治疗经过

（一）手术治疗

开腹脾切断流术是治疗门静脉高压并上消化道出血的成熟术式，针对巨脾或侧支循环较多的患者,该术式更安全,断流更彻底。

围术期管理

1. 术前准备　患者有消化道出血症状,经内镜下止血,贫血状况已纠正,术前需要留置胃管、导尿管。

2. 手术经过

(1) 静脉吸入复合麻醉,常规导尿,消毒铺巾。

(2) 取左上腹部肋缘下斜切口逐层进腹,探查腹腔,术中所见:肝脏呈结节样硬化改变,脾淤血肿大明显。食管下段、胃底、胃大弯多处静脉曲张明显,腹腔内少量腹水。符合术前诊断,遂按计划施术。

(3) 打开胃结肠韧带,在胰体尾部上缘找到脾动脉,双7号线结扎。从胃网膜左、右动脉交汇处无血管区开始,沿胃大弯向上游离脾胃韧带,结扎并离断胃短血管,直至胃体、胃底部完全游离。显露、结扎并离断脾结肠韧带,游离脾下极。将脾向内向上翻转,显露并切断脾肾韧带。托出脾,用切割闭合器在贴近脾门处离断脾蒂,移走脾。将胃体大弯侧向右上方翻开,结扎并离断从胰腺上缘走向胃底食管后壁的静脉支。处理小弯侧及贲门食管下端血管。从胃小弯幽门切迹开始,沿胃小弯向上逐步结扎并切断胃左动脉和胃冠状静脉通向胃壁的分支,向上直达食管下端右侧缘,可触及质硬的血管团及食管,遂分束分离、结扎并离断至贲门的血管支。腹腔彻底止血后于脾窝放置引流管1根,清点器械无误后逐层关腹。术后病理回示慢性淤血性脾大(图2-6)。

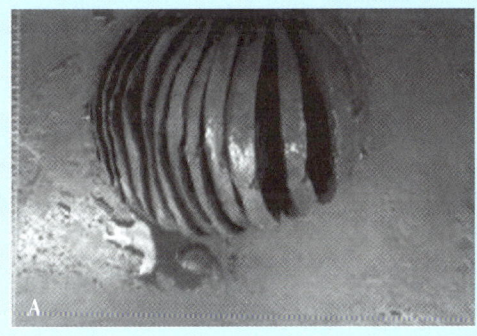 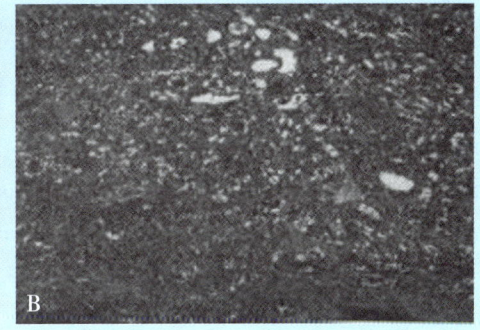

A. 脾脏标本;B. 镜下病理

图2-6　脾脏病理结果

3. 术后管理

(1) 术后给予生理需求量的液体、电解质以及肠外营养,同时补充白蛋白,给予抑酸、生长抑素等药物应用。

(2) 术后第2天给予低分子肝素预防脾静脉血栓形成。术后第3天拔除胃管并进食。复查血常规示血红蛋白、白细胞及血小板均较术前升高。术后第8天拆线并办理出院。

思维引导:患者诊断为肝硬化、门静脉高压并食管胃底静脉曲张破裂出血,虽行内镜下止血,但再次出血风险仍然偏高。脾切断流术止血效果彻底,但手术时机、采用微创或开腹等手术方式须在术前根据增强CT等影像学检查评估患者腹腔侧支循环严重程度而定。而针对食管胃底静脉曲张破裂出血而言,是否合并脾亢以及脾亢程度,可能会是影响行脾切断流手术时机的重要因素之一。

(二)随访

规律、规范随访,帮助早期发现是否有门脉系统血栓形成,以便尽早治疗。如其间出现腹痛、腹胀、腹部不适等症状应及时就诊。随访周期:第一次复查后半年内每次间隔3个月,半年后每次间隔6个月复查。随访内容包括血常规、肝功能、凝血功能、乙型肝炎五项及乙肝病毒定量,影像学检查(肝胆彩超、上腹部CT平扫及增强、胃镜等)。

三、思考与讨论

门静脉高压症按血流受阻部分可分为:肝后型、肝内型和肝前型。常引发脾大、脾亢、食管胃底静脉破裂出血等。我国门静脉高压症患者主要由乙型肝炎病毒感染或过度饮酒引起的肝硬化等导致。门静脉高压症的治疗除针对病因外,更着重于并发症处理。非手术治疗包括保肝、输血、三腔双囊管、内镜等。如合并上消化道出血则须手术治疗,包括介入手术(胃冠状静脉栓塞术或经颈静脉肝内门体静脉分流术)和常规外科手术(分流术和断流术)。其中,脾切断流术因操作简单、预后良好,在我国广泛用于治疗门静脉高压相关的上消化道出血及脾亢。

四、练习题

1. 门静脉高压症常见病因和分型有哪些?
2. 门静脉高压症的临床表现有哪些?
3. 脾切断流术后的常见并发症有哪些?

五、推荐阅读

[1] LV Y, YEE LW, LI Y, et al. Hypersplenism: History and current status[J]. Exp & Ther Med, 2016, 12(4): 2377-2382.
[2] BOSCH J, IWAKIRI Y. The portal hypertension syndrome: etiology, classification, relevance, and animal models[J]. Hepatol Int, 2018, 12(Suppl 1): 1-10.
[3] LEWIS S M, WILLIAMS A, EISENBARTH S C. Structure and function of the immune system in the spleen[J]. Science Immunology, 2019, 4(33): eaau6085.
[4] 李宗芳, 张澍. 脾脏的基础研究进展与展望[J]. 西安交通大学学报(医学版), 2008, 29(1): 1-6.
[5] 姜洪池, 乔海泉. 实用脾脏外科学[M]. 沈阳: 辽宁科学技术出版社, 2015.

(张 弓)

案例14 急性胆囊炎伴胆囊结石

一、病历资料

(一)门诊接诊

1. 主诉 突发右上腹疼痛约2周,加重1 d。

2. 问诊重点 腹痛为消化系统及腹部外科常见症状,多数由腹部脏器疾病引起,但腹腔外疾病和全身性疾病也可引起,患者起病时间较短,症状稍轻,应注意询问疼痛部位、性质、严重程度、诱发及缓解因素、伴随症状、诊疗经过及治疗效果、既往病史以及营养相关病史等。

> **问诊结果**
>
> 患者女,66岁,农民,既往无高血压、心脏病病史,无糖尿病、脑血管疾病病史,无传染病史。约2周前患者出现间断性右上腹刺痛,可耐受,能自行缓解,发作时伴恶心,偶有呕吐,无畏寒、发热等,未行相关诊治。1 d前患者右上腹痛加重,不能自行缓解,并右肩部放射痛,伴恶心、呕吐、腹胀,至当地医院就诊,超声检查示胆囊炎、胆囊结石,行相关对症支持治疗后症状缓解。自发病以来,食欲正常,大小便正常,体重无减轻。

3. 思维引导　胆囊结石好发于中年女性,急性起病,因夜间迷走神经兴奋或进食脂餐后,胆囊收缩增强,诱发疼痛发作。反复发作的右上腹绞痛,常放射至肩背部,伴恶心、呕吐,是急性胆囊炎胆绞痛的典型表现。根据患者的起病诱因、症状及体征,结合无特殊既往史及个人史,初步诊断为急性胆囊炎伴胆囊结石,但应注意与肝内外胆管结石、消化性溃疡、肝胆系统肿瘤相鉴别。

(二)体格检查

1. 重点检查内容及目的　重点检查患者皮肤、巩膜有无黄染,有无腹膜刺激征,肝区有无叩击痛,移动性浊音及肠鸣音情况。急性胆囊炎患者右上腹胆囊区域可有压痛,程度在个体间有差异,炎症波及浆膜时,可有腹肌紧张及反跳痛,Murphy征阳性,有些患者可触及肿大胆囊;如胆囊被大网膜包裹,则形成边界不清、固定压痛的肿块;如发生坏疽穿孔则出现弥漫性腹膜炎表现。除专科查体外,还应进行全面查体,了解患者有无锁骨上淋巴结肿大、贫血表现、心肺有无异常等,以排除消化系统肿瘤。

> **体格检查结果**
>
> T 36.8 ℃,R 19次/min,P 76次/min,BP 116/76 mmHg。
>
> 患者营养良好,全身皮肤黏膜无黄染,浅表淋巴结未触及。腹部平坦,无胃肠型。右上腹压痛,未触及包块,肝、脾肋缘下未触及,墨菲征阳性,麦氏点无压痛。移动性浊音阴性。肠鸣音正常,5次/min。肛门指诊未触及肿块,指套未染血。

2. 思维引导　患者查体墨菲征阳性,余无阳性体征,结合临床症状考虑胆囊相关疾病可能性大。

(三)辅助检查

1. 主要内容及目的　明确病灶性质、定位,评估心、肺等重要脏器功能以制订治疗方案。

(1)血液学检查、肝功能肾功能及粪便常规:用于病情评估。

(2)胸部CT用于评估重要脏器功能;上腹部CT平扫+增强用于明确病灶性质、定位。

> **辅助检查结果**
>
> (1)血液学检查、肝功能、肾功能及大便常规:血液学检查示WBC 14.6×10^9/L,N% 94.6%,RBC 3.88×10^{12}/L,Hb 121 g/L,PLT 148×10^9/L;淀粉酶1327 U/L,脂肪酶3547.7 U/L,CRP 23.9 mg/L。肝功能及肾功能示ALT 546 U/L,AST 630 U/L,γ-GGT 515 U/L,ALP 316 U/L,TB 49.5 μmol/L,CB 41.1 μmol/L;大便常规示隐血阴性。

(2) 胸、上腹部CT平扫+增强：右肺中叶可见多发结节影，较大者长径约6.6 mm。双肺下叶可见纹理增多及斑片状高密度影。双肺透亮度可，纹理清晰。双肺门影不大。气管及支气管通畅。两侧胸廓对称，纵隔内及腋窝下未见肿大淋巴结影。心影不大。双侧胸膜局限性增厚。肝大小、形态及密度未见明显异常，增强扫描后肝实质内未见明显异常密度影，肝血管充盈可，肝内外胆管略扩张。胆囊稍大，壁厚且强化，囊内可见异常密度影。胰腺走行自然，胰管未见明显扩张，未见异常密度及强化影。脾不大，未见异常密度及强化影。双肾大小、形态及密度未见明显异常。胃充盈尚可，十二指肠降部见囊袋影，腹膜后未见明显肿大淋巴结影（图2-7、图2-8）。

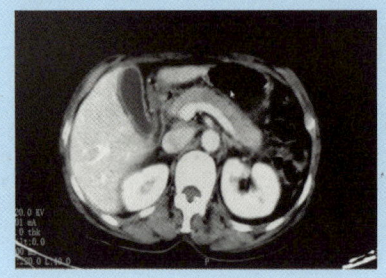 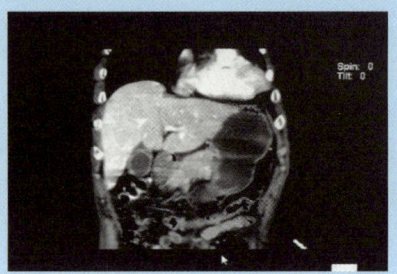

图2-7　CT轴位　　　　　　　图2-8　CT冠状位

2. 思维引导　患者实验室检查可见感染存在，提示存在感染性病毒；肝功能异常，同时淀粉酶、脂肪酶升高，均提示存在肝胆系统疾病可能。CT检查结果进一步明确了胆囊结石并胆囊炎的诊断。

（四）诊断

1. 诊断　分析上述病史、查体、辅助检查结果，给出诊断：急性胆囊炎并胆囊结石。

2. 思维引导　急性胆囊炎和胆囊结石均为胆囊良性疾病，国内外指南均推荐将胆囊切除作为一线治疗方案，胆囊良性疾病的手术指征为：①胆囊结石，无论是否有症状。②有相关并发症，如继发性胆总管结石胆管炎，胆源性胰腺炎等。③具有胆囊癌危险因素，如胆囊萎缩、充满性结石、瓷化胆囊、胆囊壁增厚、胆囊肿瘤性息肉等。④合并先天性胰胆管汇合异常，原发性硬化性胆管炎。⑤肥胖与糖尿病等。⑥胆囊畸形等。对于急性轻度胆囊炎，如无手术禁忌证推荐在起病1周内尽早行胆囊切除术，首选腹腔镜胆囊切除术，72 h内为最佳手术时机。如患者不能耐受或无条件接受早期手术，则继续保守治疗，至病情改善后尽早行胆囊切除术。对于中、重度急性胆囊炎患者应及时行抗感染及全身支持治疗，原则上应禁食，为行急诊手术或胆囊引流术做准备，如患者可耐受手术，应实施胆囊切除术，如患者不宜接受手术治疗，且抗菌药物治疗和支持治疗无效，应尽早行胆囊引流术（首选经皮经肝胆囊穿刺置管引流，即PTGBD），待病情稳定后，择期行胆囊切除术，如并发胆囊穿孔、胆汁性腹膜炎等应积极实行外科干预。

二、治疗经过

（一）手术治疗

根据《胆囊良性疾病外科治疗的专家共识》（2021版），急性胆囊炎伴胆囊结石，无手术禁忌证情况下，首选腹腔镜下胆囊切除术。

围术期管理

1. 术前准备　患者诊断为急性胆囊炎伴胆囊结石，术前留置胃管，行机械性肠道准备，术前晚禁食，术前4 h禁饮水，术前即刻留置导尿管。

2. 手术经过

(1) 静脉吸入复合麻醉。

(2) 手术探查:全麻成功后,患者平卧位,常规消毒术野,铺无菌巾单,头高脚低位,取脐上切开,11 mm 气腹针穿刺建立二氧化碳气腹,压力 13 mmHg。于剑突下、右肋缘下锁骨中线做小切口,直视下分别置入 12 mm、5 mm 戳卡,分别作为主、副操作孔。探查见腹腔内胆囊周围轻度粘连,胆囊肿大约 8 cm×4 cm×3 cm,壁稍厚,胆总管不扩张,肝及其他脏器、腹盆腔内未见明显异常。根据术中情况按计划行腹腔镜下胆囊切除术。

(3) 腹腔镜下胆囊切除术(LC):钝性解剖胆囊三角,分离出胆囊管,分辨清胆囊管、肝总管和胆总管三者之间的关系,提起胆囊,近端两个、远端一个生物夹夹闭后,离断胆囊管,残端 0.5 cm。钝性分离出胆囊动脉,近远端分别生物夹夹闭后切断。电凝钩自胆囊床顺行切除胆囊。将胆囊放入标本袋后完整取出。彻底止血,冲洗后查无漏血及活动性出血。上止血材料一块填塞胆囊窝,小网膜孔放腹腔引流管一根,自 5 mm 戳卡处引出。清点器械敷料无误,剑突下及脐上切口依层缝合关腹。手术顺利,出血不多,麻醉满意,生命体征平稳,术毕患者送入麻醉恢复室。手术标本家属检视后送常规病理检查。

3. 术后管理 术后留置腹腔引流管 1 d,观察无活动性出血,即拔除;术后给予非甾体镇痛药为主的复合镇痛;早期下床活动;早期经口饮水,进无渣流食,进食量不足,补以肠外营养。术后 24 h 排气,48 h 经口进食目标量,出院。

思维引导:LC 是肝胆胰外科手术常见的操作之一。术中应明确解剖,避免胆管损伤。同时也要注意分离胆囊动脉,术后标本送常规病理。

(二) 辅助治疗

非手术治疗也可作为术前的准备。方法包括禁食、输液、营养支持、补充维生素、纠正水电解质及酸碱代谢失衡。抗感染可选用对革兰阴性细菌及厌氧菌有效的抗生素,同时用解痉止痛、抗炎、利胆药物。对老年患者,应监测血糖及心、肺、肾等器官功能,治疗并存疾病。治疗期间应密切注意病情变化,随时调整治疗方案,如病情加重,应及时决定手术治疗。大多数患者经非手术治疗能够控制病情发展,待日后行择期手术。

术后病理

术后病理诊断:胆囊化脓性炎(图 2-9)。

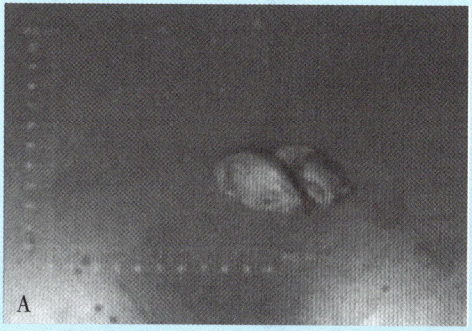
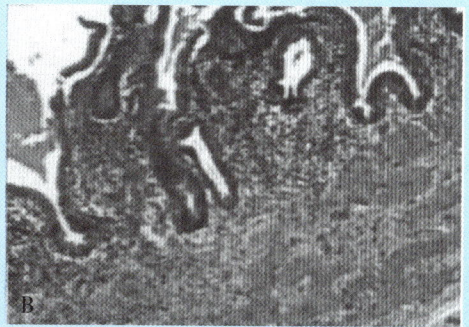

A. 胆囊标本;B. 镜下病理

图 2-9 切除胆囊病理

思维引导：患者术后病理明确诊断为胆囊结石并慢性胆囊炎，进一步证实了临床诊断，同时也为临床用药提供了依据，排除恶性肿瘤可能。

三、思考与讨论

患者2周前间断性右上腹刺痛，可耐受，能自行缓解，1 d前右上腹痛加重，不能自行缓解，并右肩部放射痛，伴恶心、呕吐、腹胀，超声检查示：胆囊炎，胆囊结石，行增强CT检查符合胆囊结石，临床诊断为胆囊结石并胆囊炎，给予全麻下腹腔镜下胆囊切除术，围手术期恢复顺利，术后病理示胆囊结石并胆囊炎，患者病情稳定后出院。定期复查腹部超声。

四、练习题

1. 急性胆囊炎并胆囊结石治疗手段有哪些？
2. 胆囊结石手术切除指征是什么？
3. 简述急性胆囊炎的发展分期。
4. 营养风险筛查与评定的常用工具有哪些？

五、推荐阅读

[1] 陈孝平,汪建平,赵继宗.外科学[M].9版.北京:人民卫生出版社,2018.
[2] 张启瑜.钱礼腹部外科[M].2版.北京:人民卫生出版社,2017.
[3] 汤森德,比彻姆,埃弗斯,等.克氏外科学:第20版[M].陈孝平,刘玉村,编译.影印中文导读版.长沙:湖南科学技术出版社,2020.

（陈昆仑　翟文龙）

案例15　急性梗阻性化脓性胆管炎

一、病历资料

（一）门诊接诊

1. **主诉**　腹痛、发热伴尿色深黄4 d。
2. **问诊重点**　围绕疼痛的部位、发作的急缓、性质、严重程度、诱发及缓解因素等进行仔细问诊。

> **问诊结果**
>
> 老年男性,72岁,农民,高血压病10年余,规律口服"硝苯地平缓释片",血压控制平稳；无吸烟及嗜酒史,家族史无特殊。
>
> 4 d前油腻饮食后突然出现上腹部疼痛,程度剧烈,难以耐受,呈阵发性,同时伴有恶心,无明显呕吐。后出现高热(T 39.2 ℃)、尿色深黄。3 d前就诊于当地县医院,经腹部超声检查发现胆囊体积增大、多发结石,胆总管明显扩张(直径约1.5 cm)。给予肌内注射山莨菪碱后疼痛明显减轻,后再次出现腹痛,仍呈高热状态。为求进一步诊治,转诊来院。自发病以来,食欲下降,尿色深黄,体重无明显变化。

3. **思维引导** 以严重的急性上腹痛为突出表现,同时有胆管梗阻的征象(尿色深黄、外院超声提示胆总管明显扩张等)和存在严重感染的症状(高热)等,初步诊断应首先考虑急性梗阻性化脓性胆管炎(acute obstructive suppurative cholangitis,AOSC)的可能。该病是一种较为常见的胆管疾病。胆管梗阻最常见的原因是胆管结石,疼痛发作时可有突发而严重、解痉药物有效等特点,该患者相对较为符合。其中上腹部剧烈疼痛、寒战高热和黄疸,被称为沙尔科三联征(Charcot triad),强烈提示急性梗阻性化脓性胆管炎的可能。当胆管梗阻和感染进一步加重时,出现休克和神志改变,则与上述症状统称为雷诺五联征(Rynolds pentad)。

(二)体格检查

1. **重点检查内容及目的** 重点检查腹部体征、皮肤及巩膜黄染情况等。程度较轻的急性梗阻性胆管炎,可仅有一定程度的腹部压痛,而并无明显的局限性腹膜炎、胆囊肿大可触及等征象,黄疸也相对较轻。而随着梗阻和感染程度的加重,可以出现明显的上腹部压痛、反跳痛及腹肌紧张等腹膜刺激征,胆囊也可因肿大而在肋下可触及,同时黄疸也可明显加深,甚至出现血压下降、意识淡漠等重症表现。

体格检查结果

T 38.8 ℃,R 30 次/min,P 112 次/min,BP 90/60 mmHg。

神志清晰,意识淡漠,全身皮肤及巩膜中度黄染。腹部平坦,右上腹部明显压痛,轻度反跳痛,局部腹肌韧,肝、脾肋缘下未触及,未触及其他包块,墨菲征阴性,肝区叩击痛阳性,双肾区叩击痛阴性,移动性浊音阴性,肠鸣音正常,5 次/min。

---

2. **思维引导** 经上述体格检查,Reynolds 五联征特征更趋明显,急性梗阻性化脓性胆管炎的诊断已能初步确立。急性梗阻性化脓性胆管炎是急危重症,应尽快完善确定诊断或排除疾病的实验室和影像学检查,如血常规、血生化、腹部超声及 CT 等检查。

(三)辅助检查

1. **主要内容及目的**
(1)完善超声 CT 及磁共振胰胆管成像(MRCP)检查:明确胆管梗阻性质、部位。
(2)血常规等化验检查:了解患者感染严重程度。

辅助检查结果

(1)血常规:WBC 22.6×10^9/L,中性粒细胞绝对值 21×10^9/L,Hb 135 g/L,PLT 173×10^9/L。

(2)肝功能:ALT 645 U/L,AST 338 U/L,ALP 248 U/L,GGT 445 U/L,TB 79 μmol/L,CB 51 μmol/L,UCB 28 μmol/L,AMS 230 U/L。

(3)腹部超声检查:胆囊体积明显增大,壁增厚毛糙,胆囊腔内探及多发颗粒样强回声光团,后伴声影,可随体位移动。胆总管扩张明显,内可见强回声光团。

(4)腹部 CT 平扫:胆囊体积增大,壁增厚,内见多发颗粒状高密度影。胆总管增粗,直径约 1.5 cm,内见多个高密度影。

(5)MRCP:胆总管多发结石并肝内外胆管扩张;胆囊及胆囊管多发结石,胆囊体积增大考虑胆囊炎(图 2-10)。

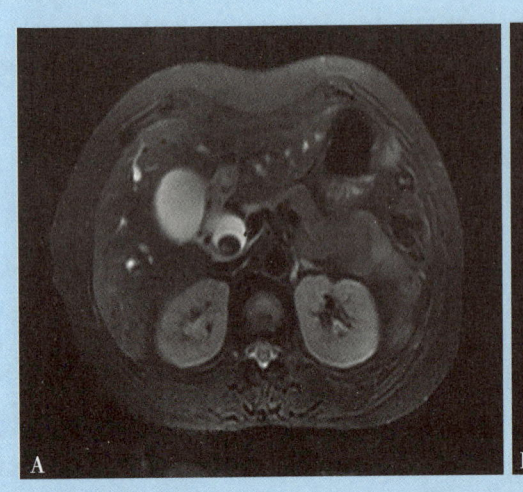
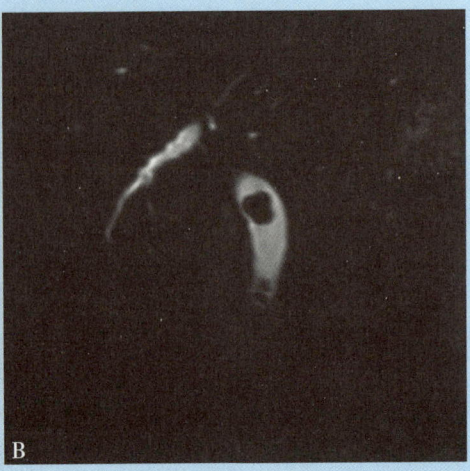

A.横断位;B.冠状位

图2-10 MRCP示胆总管多发结石

思维引导:根据患者急性上腹部疼痛、高热、黄疸及血压降低、中枢抑制等 Reynolds 五联征的临床表现,腹部超声 CT 及 MRCP 提示胆囊肿大并多发结石、胆总管明显扩张,胆总管多发结石,结合白细胞计数重度升高、肝功能提示转氨酶增高、以结合胆红素为主的总胆红素明显增高等实验室检查结果,诊断胆总管结石梗阻造成的急性梗阻性化脓性胆管炎的结论成立。

(四)诊断

1. **诊断** ①胆总管结石并 AOSC;②胆囊结石并急性胆囊炎。

2. **思维引导** AOCS 的治疗原则是在积极纠正休克、酸碱失衡、水电解质紊乱和抗感染治疗的同时,尽快实施以解除胆管梗阻、充分胆管减压和引流为目的确定性治疗措施。

二、治疗经过

手术治疗,该患者选择腹腔镜联合胆管镜下胆囊切除、胆总管切开、探查取石+T 管引流术。

围术期管理

1. 术前准备积极补液、纠正水电解质紊乱、有效控制感染和抗休克治疗。

2. 手术经过

(1)全麻,气管插管。

(2)手术探查:首先脐部穿刺建立二氧化碳气腹,4 孔法穿刺置入戳卡并置入腹腔镜镜头及器械。探查发现:胆囊充血水肿,张力高,胆囊及肝十二指肠韧带与大网膜炎性粘连。胆总管水肿增厚、直径增粗约 1.5 cm。决定行胆囊切除+胆总管切开探查。

解剖胆囊三角,显露出胆囊动脉、胆囊管后予以结扎切断,顺逆结合将胆囊自胆囊床上剥离切除。解剖肝十二指肠韧带,游离显露出胆总管前壁,于其前壁做一纵向切口,见高压混浊脓性胆汁涌出。先后从肝总管及胆总管内取出直径 0.5~1.2 cm 黑褐色质硬结石多枚。最后经胆总管切口置入电子胆管镜,探查发现胆总管下端一枚直径约 1.0 cm 大结石相对固定,随即用胆管镜取石网篮套住结石后完成取石。于胆总管内置入 F22 号 T 形管并用可吸收线严密缝合,T 管自戳孔引出并固定。放置腹腔引流管 1 根。取出胆囊。释放气腹,缝合关闭戳孔,结束手术。

3. 术后管理

(1) 充分吸氧、严密心电监护,及时复查各项检测指标。

(2) 密切观察腹腔引流管及T形管引流液颜色、性质和引流量等。

(3) 继续充分补液、纠正水电解质紊乱、足量抗菌药物应用并根据细菌培养结果调整敏感抗菌药物,尽早恢复经口进食,早期下床活动。

(4) 腹腔引流管于术后3 d无明显引流液引出,床旁超声显示无腹水后拔除。T形管引流通畅,引流胆汁从最初的约200 mL/d、深黄色混浊液转变为约500 mL/d、黄色清亮液,1周后经T形管胆管造影显示下端通畅,无残余结石,次日夹闭T形管,无明显不适,带管出院。

(5) 术后2个月门诊复查,未见异常,顺利拔除T形管,治愈。

思维引导: 外科手术作为以快速解除胆管梗阻、充分胆管减压和引流为目的的确定性治疗措施,效果显著。但也有非外科手术的胆管减压引流方法如内镜下Oddi括约肌切开(EST)、鼻胆管引流(ENBD)或胆管内支架引流(统称ERCP治疗)、经皮经肝穿刺胆管引流(PTCD)等。非外科手术方法创伤小、见效快,相对便捷,外科手术虽然创伤相对较大且繁琐,但因最核心的治疗——胆管减压和引流明显更为充分,所以原则上只要患者能耐受手术则应首选手术治疗。反之则倾向于采用非手术治疗。

三、思考与讨论

急性梗阻性化脓性胆管炎是因急性胆管梗阻并继发化脓性感染所致,是胆管感染疾病中的严重类型,亦称为急性重症胆管炎(ACST)。而梗阻所致的胆管内高压是急性重症胆管炎发展和恶化的首要原因,肠源性多菌种联合感染而产生大量细菌毒素,是引起本病严重感染症状、休克及多器官衰竭的重要原因。

基于急性梗阻性化脓性胆管炎的核心病因和病理生理特点,及时、有效的胆管减压和引流、从源头上阻断炎症风暴是急性重症胆管炎获得治愈的前提措施,而充分的有效循环改善、水电解质和酸碱平衡维护、全身抗感染治疗等是急性重症胆管炎获得治愈的必要措施。临床应该根据患者的具体病情,在遵循上述基本原则的情况下个体化、合理有序地选择和安排治疗措施,努力降低急性梗阻性化脓性胆管炎的病死率。

四、练习题

1. 常见的胆管梗阻原因有哪些?
2. 急性梗阻性化脓性胆管炎的基本病理特点是什么?
3. 什么是Charcot三联征和Reynolds五联征?有何意义?

五、推荐阅读

[1] 陈孝平,汪建平,赵继宗.外科学[M].9版.北京:人民卫生出版社,2018.
[2] 刘玉村,朱正纲.外科学普通外科分册[M].北京:人民卫生出版社,2015.
[3] 许鑫森,刘颖斌.急性重症胆管炎的处理策略[J].中华肝胆外科杂志,2021,10(27):789-792.

(户平安)

案例 16 肝门部胆管癌

一、病历资料

(一)门诊接诊

1. 主诉 间断呕吐伴黄疸 20 d。

2. 问诊重点 黄疸是血清中胆红素升高致皮肤和黏膜、巩膜发黄的症状和体征,患者起病时间较长,症状发展缓慢,按病因学分为溶血性黄疸、肝细胞性黄疸、胆汁淤积性黄疸、先天性非溶血性黄疸。应注意询问出现黄染的时间、伴随症状、诊疗经过及治疗效果、既往病史以及营养相关病史,检查皮肤、巩膜等黄染的程度、进行肝脏体格检查等。

> **问诊结果**
>
> 患者老年女性,14 年前诊断为脂肪肝,自述已治愈,既往糖尿病 12 年余,口服"二甲双胍肠溶片",未规律服药,血糖控制不佳;无高血压、心脏疾病病史,无吸烟酗酒史。20 d 前吃鸭架后呕吐三次,为胃内容物,伴黄疸、小腹坠痛、乏力、恶心、反酸烧心,夜间皮肤瘙痒,大便发白,小便赤黄。无腹胀、腹泻、牙龈、鼻腔出血,无发热、胸闷、咳嗽、咳痰、嗜睡等异常表现。当地医院就诊,行全腹增强 CT 检查:①肝门部胆管壁增厚、明显强化,管腔变窄,部分肝内胆管扩张。②胆囊壁增厚。给予保肝药物对症治疗(具体药物及剂量不详),效果不佳。转至上级医院复查 MRI:①肝门部胆管壁增厚并异常信号,考虑占位,胆管细胞癌不除外。②肝内胆管扩张。③胆囊壁厚毛糙。④左肾囊肿。⑤肝门区腹膜后多发淋巴结,部分增大。超声:①肝实质弥漫性回声改变。②肝内外胆管增宽。③胆囊壁增厚毛糙,胆囊结石。自发病以来,食欲欠佳,睡眠欠佳,体重 20 d 下降 2.5 kg。

3. 思维引导 本例为老年女性,以无痛性黄疸为主诉,伴皮肤瘙痒及大便色浅等特征性表现,同时伴有体重下降,黄疸应考虑为胆管系统梗阻性疾病,以胆管恶性肿瘤可能性大。

(二)体格检查

1. 重点检查内容及目的 重点检查患者皮肤巩膜黄染的程度,有无贫血、腹部包块,能否触及肿大的胆囊,中、下段胆管癌查体时可触及肿大的胆囊,80% 以上的胆管癌患者有肝大体征,为肝内胆汁淤积所致,早期患者多无明显的体征,晚期患者可出现上腹部质硬固定的包块、腹水等体征。

> **体格检查结果**
>
> T 36.8 ℃,R 18 次/min,P 72 次/min,BP 126/75 mmHg。
>
> 患者全身皮肤、巩膜黄染,浅表淋巴结未触及。腹部平坦,无胃肠型。无压痛,未触及包块,肝、脾肋缘下未触及,墨菲征阴性,麦氏点无压痛。移动性浊音阴性。肠鸣音正常,4 次/min。肛门指诊未触及肿块,指套未染血。

2. **思维引导** 经上述体格检查,腹部未发现压痛或肿块,无恶性肿瘤相关转移征象,患者无明显阳性体征,需要完善实验室检查、腹部影像学 CT 和/或 MRI 检查,明确胆管系统是否癌变。

(三)辅助检查

1. 主要内容及目的

(1)血常规、粪便常规用于评估患者病情,血肿瘤标志物用于协助诊断。

(2)肝功能、肾功能用于评估患者的肝功能储备情况,为肝切除范围提供依据。上腹部 MRI 检查能够明确病变性质与所在位置,可以帮助临床医生确定手术方式。

辅助检查结果

(1)血常规、大便常规、血肿瘤标志物、肝功能、肾功能:血常规示 WBC 5.44×10^9/L,N% 70.7%,RBC 4.15×10^{12}/L,Hb 125 g/L,PLT 224×10^9/L。大便常规示隐血阴性。血肿瘤标志物示 AFP 8.16 ng/mL,CEA 5.37 ng/mL,CA19-9 2179.00 U/mL,CA72-4 6.57 U/mL,CA125 16.9 U/mL。肝功能及肾功能示 ALT 423 U/L,AST 193 U/L,γ-GGT 3062 U/L,ALP 432 U/L,白蛋白 40.0 g/L,TB 166.60 μmol/L,CB 151.4 μmol/L。

(2)上腹部 MRI(图 2-11~13):①肝门部胆管壁增厚并异常信号,考虑占位,胆管细胞癌不排除。②肝内胆管扩张。③胆囊壁厚毛糙。④左肾囊肿。⑤肝门区腹膜后多发淋巴结,部分增大。

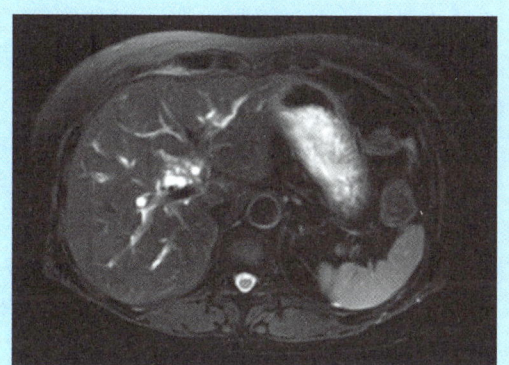

图 2-11 MRI 冠状位平扫

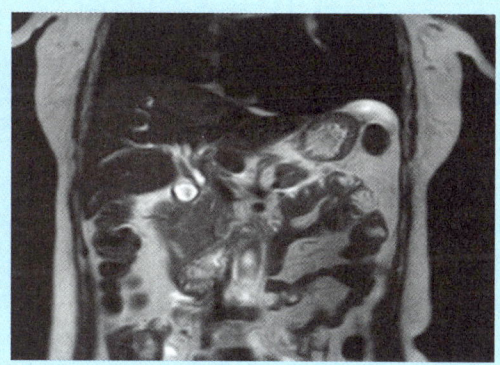

图 2-12 MRI 轴位平扫

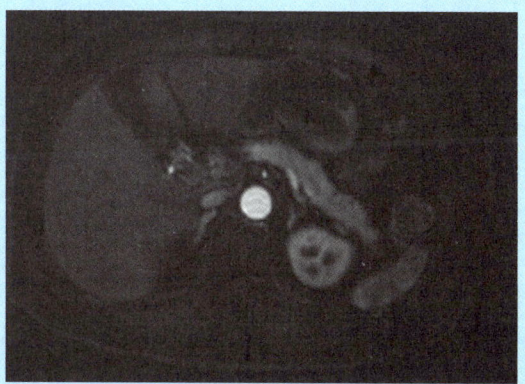

图 2-13 MRI 冠状位增强(动脉期)

2. 思维引导　MRI检查可以明确肿瘤位于胆管的具体部位及性质,同时还能评估动静脉受累情况。由于不同部位的胆管癌的手术方式不同,所以术前明确病情显得尤为重要。

(四)诊断

1. 诊断　分析上述病史、查体、辅助检查结果,给出诊断:肝门部胆管癌。

2. 思维引导　患者肝门部胆管癌诊断明确,无远处转移。治疗原则为以手术为主的综合治疗,包括化疗、放疗、靶向、免疫、中医药及营养对症治疗。

二、治疗经过

(一)手术治疗

肝门部胆管癌的手术治疗较为复杂,结合患者病情考虑行左半肝+全尾状叶的切除,然后进行胆管重建,术中注意解剖切除及肿瘤切除原则。

> **围术期管理**
>
> 1. 术前准备　术前留置胃管,术前晚10点后禁食,术前2 h禁饮水,术前即刻留置尿管。
>
> 2. 手术经过　全麻成功后取仰卧分腿位,脐下2 cm切开皮肤置入穿刺器建立气腹,探查未见腹腔转移,松解胆囊窝与周围组织粘连,充分暴露第一肝门,打开肝门部与幽门之间系膜,见胆管下段与幽门及十二指肠球部粘连严重。切除小网膜暴露出胰腺上缘,打开后腹膜暴露出肝总动脉,清扫8组、9组、7组淋巴结,向肝门沿肝左动脉打开肝十二指肠韧带,十二指肠韧带后方组织与此前清扫淋巴结整块置于肝门后方,向右分离暴露胃十二指肠动脉(GDA)直至其进入胰腺处。打开十二指肠侧腹膜直至暴露出胆总管下段,与左侧清扫处贯通后,可见胆总管扩张,占位位于肝总管,于胰腺上缘切断胆总管,取胆总管下切缘,吸引器置入胆管内冲洗并吸引直至清亮。暴露出肝门静脉左右支,离断所有门静脉尾状叶分支,全程暴露出肝右动脉,离断肝左动脉及肝门静脉左支,在右肝管分叉处离断,取上切缘。将上下切缘送快速冰冻。游离左半肝及全尾状叶。沿缺血线画预切线,阻断肝门超声刀薄层断肝,将所遇管道夹闭后切断,注意保护提起肝中静脉,直径较大管道腔镜下切开闭合器离断,完整切除标本置入标本袋。术中冰冻回示胆总管上切缘未见肿瘤,下切缘有异常。游离下段再取切缘,可吸收线缝合关闭,再送快速冰冻。在屈氏韧带(Treitz韧带)下方横断肠管并行肠肠侧侧吻合,全程加固。经结肠中动脉右侧上提肠管行胆肠吻合。腹腔彻底冲洗,洗净。下切缘病理回报未见异常。创面渗血处止血材料覆盖。肝创面及胆肠吻合口后方各放一根引流管从腹壁戳孔引出。上腹部切开取出标本。标本家属查看后送病理,患者送入麻醉恢复室。
>
> 3. 术后管理　①术后留置胃管2 d,观察无活动性出血,即拔除;术后给予非甾体镇痛药为主的复合镇痛;早期下床活动;早期经口饮水,进无渣流食。②术后48 h排气,一周经口进食目标量60%,出院。

思维引导:①注意患者生命体征变化,术后24 h应特别注意引流液颜色、引流量、尿量,如术后心率快、引流液颜色鲜红、量较多,应密切动态监测血红蛋白变化,警惕有无腹腔出血。②注意监测患者肝功能、肾功能,特别是进行大范围肝切除的患者,警惕术后肝功能衰竭的发生,注意营养支持、维持出入量平衡、纠正电解质紊乱。③注意控制感染,肝门胆管癌手术时间长,术后鼓励患者咳痰、给予雾化吸入,避免术后肺部感染。

术后病理(图2-14)

(1) 胆管黏液腺癌,侵及胆管壁全层,可见神经侵犯及脉管癌栓;癌组织侵及相邻肝组织,肝组织部分肝细胞可见胆汁淤积。

(2)(右肝管占位切除标本)胆管高级别腺上皮内瘤变,胆管壁内见少量黏液腺癌成分。

(3)(肝左动脉神经和肝右动脉神经切除标本)纤维神经组织,未见癌累及。

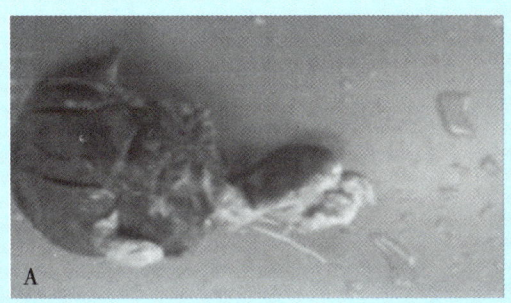 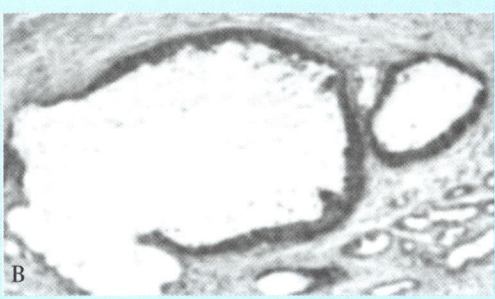

A. 切除标本;B. 镜下病理

图2-14 切除标本及病理结果

(二)辅助治疗

辅助治疗作为进展期胆管癌治疗的重要组成部分,辅助化疗可延长进展期患者无病生存期,改善预后。

1. 辅助治疗方案

(1)辅助化疗:对于进展和转移的肝门部胆管癌,标准的一线化疗药物为卡培他滨或者替吉奥单药。

(2)辅助放疗:既往放疗仅适用于无法手术的进展期胆管癌患者或者切缘阳性患者。

2. 辅助治疗期间管理
警惕化疗相关不良反应,常见不良反应及处理措施如下。消化道反应如恶心、呕吐,需要提前预防用药;骨髓抑制、肝损伤、肾损伤,每周期均须化验血常规、肝功能、肾功能,如出现中性粒细胞下降,须应用集落刺激因子。

(三)随访

规律、规范随访,如其间出现腹痛、腹胀等腹部不适症状,及时随访。随访周期:通常术后2年内每3个月复查1次,复查内容包括详细问诊、认真体格检查、血肿瘤标志物、影像学(胸腹部CT、腹部MRI等)。

三、思考与讨论

患者20 d前进食后呕吐3次,为胃内容物,伴黄疸、小腹坠痛、乏力、恶心、反酸烧心,夜间皮肤瘙痒,大便发白,小便赤黄,当地医院就诊,行全腹增强CT检查示:①肝门部胆管壁增厚、明显强化,管腔变窄,部分肝内胆管扩张。②胆囊壁增厚。转院后行MRI示:①肝门部胆管壁增厚并异常信号,考虑占位,胆管细胞癌不除外。②肝内胆管扩张。③胆囊壁厚毛糙。临床初步诊断为肝门部胆管癌,给予全麻下腹腔镜下行左半肝+全尾状叶切除,术后病理示胆管黏液腺癌,侵及胆管壁全层,可见神经侵犯及脉管癌栓,根据患者病理结果,术后予以辅助放化疗,围手术期恢复顺利,患者病情稳定后出院。院外规律规范随访,如其间出现腹痛、腹胀等腹部不适症状,及时随访。术后2年内每3个月复查一次,复查内容为血肿瘤标志物、影像学(胸腹部CT、腹部MRI等)。

四、练习题

1. 胆管癌治疗手段有哪些？
2. 胆管癌新辅助治疗指征有哪些？
3. 胆管癌微创治疗循证学证据有哪些？
4. 营养风险筛查与评定的常用工具有哪些？

五、推荐阅读

[1] 陈孝平,汪建平,赵继宗.外科学[M].9版.北京:人民卫生出版社,2018.
[2] 张启瑜.钱礼腹部外科[M].2版.北京:人民卫生出版社,2017.
[3] 汤森德,比彻姆,埃弗斯,等.克氏外科学:第20版[M].陈孝平,刘玉村,编译.影印中文导读版.长沙:湖南科学技术出版社,2020.
[4] 梁后杰,秦叔逵,沈锋,等.CSCO胆道系统肿瘤诊断治疗专家共识(2019年版)[J].临床肿瘤学杂志,2019,24(9):828-838.
[5] 黄鑫,李莉,毛谅,等.肝门部胆管癌的淋巴结廓清:进展与实践[J].中国普外基础与临床杂志,2020,27(3):274-277.

（陈昆仑　翟文龙）

案例 17　急性胰腺炎

一、病历资料

（一）门诊接诊

1. **主诉**　间断上腹部疼痛半年,发现腹腔占位 2 d。
2. **问诊重点**　患者病程长达半年,呈间断发作,注意询问疼痛部位、性质、严重程度、诱发及缓解因素、伴随症状、诊疗经过及治疗效果、既往病史以及营养相关病史等。

> **问诊结果**
>
> 患者为中年男性,既往体健,无基础疾病,饮酒史7年余,400 mL/次,未戒酒。半年前进食后上腹部疼痛,呈间断性,可耐受,伴腹胀,无恶心呕吐、发热、皮肤巩膜黄染等症状,不伴黑便等,未予诊疗。2 d前患者再次出现上腹部疼痛,呈渐进性加剧,至当地医院就诊,腹部彩超示肝囊肿、左肾囊肿、右肾结石、腹水、腹膜后囊性结节(建议CT进一步检查)。腹部CT示腹腔及肝囊性肿物,胃大弯侧占位不除外;右肾结石,腹腔淋巴结肿大,左侧胸腔、腹腔及盆腔积液。未予治疗。自发病以来,精神可,饮食、睡眠欠佳,大小便正常,近1个月患者体重较前明显下降约 10 kg。

3. **思维引导**　中年男性患者,长期大量饮酒,半年前进食后出现间断上腹部疼痛,疼痛病程半年,结合近期体重下降 10 kg,考虑消化道系统疾病可能。腹部彩超及CT均提示右肾结石及腹膜后囊性占位,泌尿系统结石及腹腔脏器肿瘤性病变不能被排外。须完善增强 CT、MRI、肿瘤标志物、肝功能、肾功能等指标,明确病变性质。

(二)体格检查

1. 重点检查内容及目的　应重点关注腹部是否有压痛、反跳痛,是否可触及肿块,是否有移动性浊音等。注意全身淋巴结是否肿大以排除远处淋巴结转移。同时触诊胆囊区(墨菲征)、麦氏点及胰腺区,以鉴别胆囊炎、阑尾炎及胰腺炎等疾病。

> **体格检查结果**
>
> T 36.80 ℃,R 79 次/min,P 18 次/min,BP 118/72 mmHg。
>
> 患者营养良好,神志清楚,自主体位,痛苦面容。全身皮肤黏膜无黄染,无皮疹、皮下出血。全身浅表淋巴结未触及。腹平坦,无腹壁静脉曲张,无胃肠型及蠕动波。上腹部压痛明显,脐周为主,无反跳痛及腹部紧张,未触及明显肿块,肝、脾肋缘下未触及,墨菲征阴性。肠鸣音 5 次/min。

2. 思维引导　体格检查示腹部有压痛,无反跳痛及肌紧张,未触及明显肿块,须完善腹部增强 CT 和/或 MRI 等检查,明确诊断。

(三)辅助检查

1. 主要内容及目的

(1)血常规和淀粉酶:评估患者的贫血程度以及胰腺炎状况。

(2)上腹部 CT 平扫及增强并结合上腹部彩超:了解患者胰腺周围渗出严重程度及包裹性积液分布情况。

(3)心电图与心脏彩超等检查:评估患者全身情况。

> **辅助检查结果**
>
> (1)血常规、肝功能、淀粉酶及肿瘤标志物:血常规示 RBC 4.19×10^{12}/L,Hb 111.0 g/L。肝功能示白蛋白 28.1 g/L。淀粉酶示血淀粉酶 335.00 U/L,尿淀粉酶 3392.00 U/L。肿瘤标志物示 CA125 199.10 U/L。
>
> (2)腹部影像学:①CT 示胰腺体尾部、腹腔、肝左叶、胃大弯侧多发囊性占位样改变;腹水。②PET/CT 示肝左叶类圆形低密度影局部边缘代谢稍活跃,大网膜污垢样改变代谢较活跃,肝胃间多个淋巴结代谢活跃,以上考虑感染性病变可能(图 2-15)。
>
> (3)心电图、心脏彩超:心电图提示正常心电图,心脏彩超提示 EF 65%,左心室舒张功能下降。

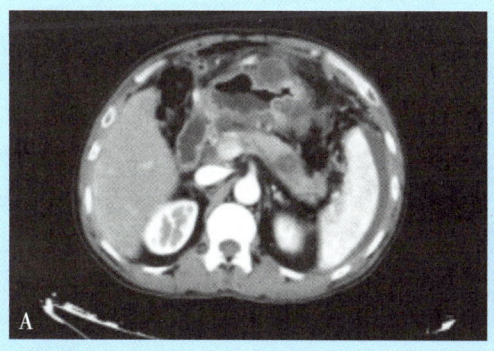
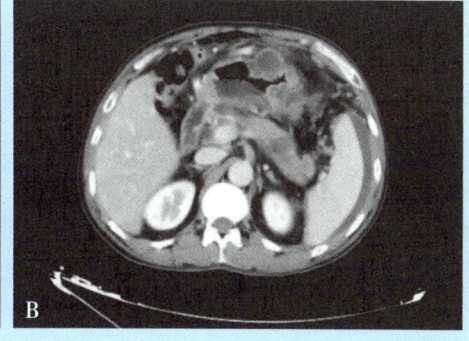

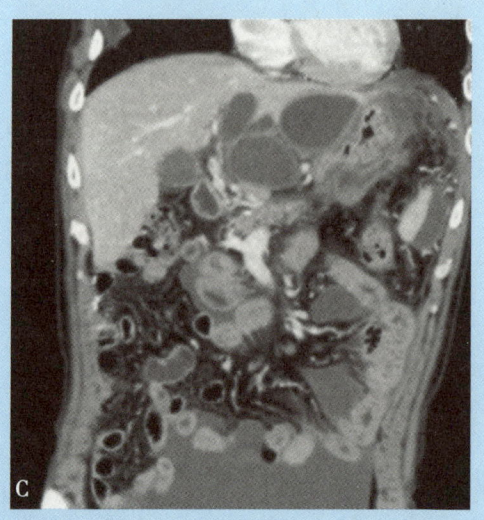

A. 动脉期 CT；B. 门脉期 CT；C. 冠状位 CT
图 2-15 腹部 CT

2. 思维引导 根据患者进食后上腹部疼痛病史，血、尿淀粉酶升高，增强 CT 示胰腺体尾部、肝左叶及腹腔多发囊性改变，考虑胰腺炎并胰腺假性囊肿形成，警惕囊性占位恶性可能。

（四）诊断

1. 诊断 结合病史以及血生化指标和影像学检查，初步诊断：①急性胰腺炎并假性囊肿形成；②腹腔占位。

2. 思维引导 结合病史和临床检验及检查结果，考虑急性胰腺炎并胰腺假性囊肿可能，腹腔囊性占位不排除恶性可能。目前患者血、尿淀粉酶升高，可先保守治疗改善胰腺炎症状。

二、治疗经过

对于急性胰腺炎并发的假性囊肿，一般建议在急性炎症消退后，囊肿形成并稳定一段时间（通常至少 6 周）后再进行手术，以最大限度地清除囊肿并减少并发症的发生。若形成区域性门静脉高压（也称为胰源性门静脉高压症）则通常需手术治疗，以解除对脾静脉的压迫。胰腺炎和假性囊肿常导致粘连，可手术切除胰腺体尾及引流囊肿，占位病变应根治性切除。年老体弱或不能耐受手术者可选择介入治疗，以降低门静脉压力，控制脾功能亢进症状。脾功能亢进者，除处理原发病外，还需要脾切除。食管胃底静脉严重曲张及有出血史者，应加做贲门血管离断术。症状轻、胃镜显示孤立性胃底静脉轻度曲张者，仅须治疗原发病，脾脏可保留。

（一）保守治疗

对于急性胰腺炎并发的假性囊肿，一般建议在急性炎症消退后，囊肿形成并稳定一段时间（通常至少 6 周）后再进行手术，以最大限度地清除囊肿并减少并发症的发生。若形成区域性门静脉高压（也称为胰源性门静脉高压症）则通常需要手术治疗，以解除对脾静脉的压迫。胰腺炎和假性囊肿常导致粘连，可手术切除胰腺体尾及引流囊肿，占位病变应根治性切除。年老体弱或不耐受手术者可选择介入治疗，以降低门静脉压力，控制脾功能亢进症状。脾功能亢进者，除处理原发病外，还须脾切除。食管胃底静脉严重曲张及有出血史者，应加做贲门血管离断术。症状轻、胃镜显示孤立性胃底静脉轻度曲张者，仅须治原发病，脾脏可保留。

治疗经过

1. 治疗方案和效果　按胰腺炎治疗常规给予禁食、胃肠减压;抑制胰酶分泌,抗感染,维持水、电解质平衡等对症支持治疗。2周后复查淀粉酶、脂肪酶、血常规、肝功能、肾功能等均在正常值范围。患者症状明显好转,给予办理出院。

2. 入院复查　出院1个月后患者因全身乏力再次入院,体格检查:严重贫血貌,结膜苍白、口唇黏膜及甲床苍白。上腹部压痛明显,无反跳痛及肌紧张。血常规:RBC 1.93×10^{12}/L,Hb 50.0 g/L。粪便常规:隐血(+)。淀粉酶:血淀粉酶73.00 U/L,尿淀粉酶71.00 U/L,脂肪酶28.60 U/L。上腹部增强CT:脾静脉未见明确显示,闭塞可能大,脾胃间、肝胃间隙及胃底多发增粗迂曲血管影,考虑代偿性改变。胰腺体尾部病变较前减小;原腹腔、肝左叶、胃大弯侧囊性占位吸收消失;胰腺尾部囊性病变,较前新发;盆腔、腹水,较前明显减少;原片胸腔积液消失(图2-16)。

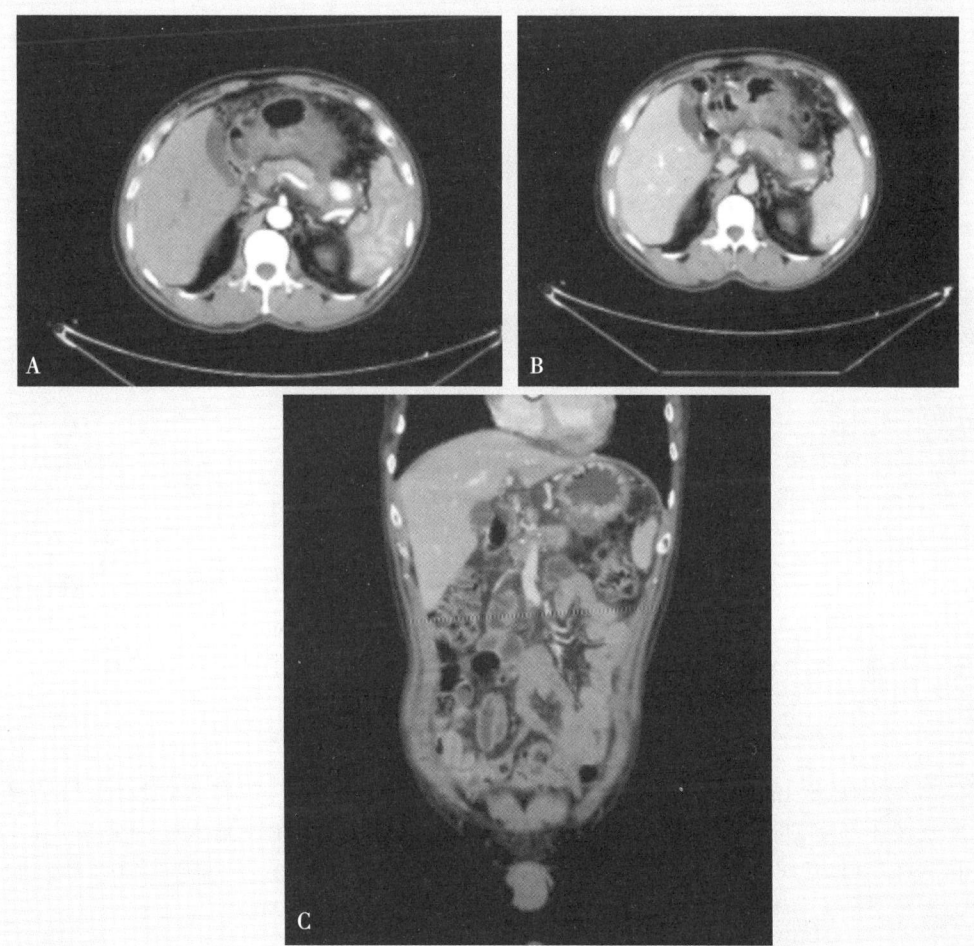

A.动脉期CT;B.门脉期CT;C.冠状位CT
图2-16　腹部CT表现

3. 病情评估及变化　结合患者临床表现及影像学检查,考虑区域性门静脉高压引起上消化道出血。入院当天即给予禁饮食、申请输血、止血药物应用等对症处理,并急诊行"脾动脉+胃左动脉栓塞术"。后患者再次出现呕血及便血,考虑区域性门静脉高压致胃底静脉破裂出血,存在反复出血风险。与家属沟通后,积极完善术前准备,拟行脾切断流术。

思维引导：区域性门静脉高压若药物治疗和介入治疗均未能取得理想效果，需要重新评估并考虑手术治疗的可能性，以解除脾静脉的压迫及降低门静脉压力。手术前需要全面评估患者的整体状况，确保手术安全可行。手术方式包括脾切断流术、胰腺体尾部分切除术、囊肿内引流术等，具体应根据患者病情来定。同时，配合药物治疗和输血以纠正贫血和稳定生命体征。术后需要密切监测病情变化，及时处理可能出现的并发症，确保患者平稳康复。

（二）手术治疗

开腹脾切断流术是治疗门静脉高压的经典手术，该手术断流效果彻底，尤其适用于腹腔粘连和胰源性门静脉高压症患者。

围术期管理

1. 术前准备　给予抑酸、保肝、输血等对症支持治疗，纠正贫血状况。术前留置胃管及导尿管。

2. 手术经过

（1）静脉吸入复合麻醉，常规导尿，消毒铺巾。

（2）取左上腹部肋缘下斜切口逐层进腹，探查腹腔见肝质韧，肝左叶轻度增生，脾中度淤血性肿大、质硬，与周围组织及腹壁、膈肌粘连致密。腹腔网膜和胃壁水肿明显，可见多发钙化灶。胃底及胃大、小弯处静脉曲张明显。腹腔内少量腹水。符合术前诊断，遂按计划施术。

（3）游离并切断结扎脾脏周围的韧带，脾门部血管分别给予分束钳夹、缝扎并离断。从胃网膜左、右动脉交汇处无血管区开始，沿胃大弯向上游离脾胃韧带，结扎并离断胃短血管，直至胃体、胃底部完全游离。显露、结扎并离断脾结肠韧带，游离脾下极。将脾向内、向上翻转，显露并切断脾肾韧带。托出脾，用切割闭合器在贴近脾门处离断脾带并移走脾。从胃小弯幽门切迹开始，沿胃小弯向上逐步结扎、离断胃左动脉和胃冠状静脉通向胃壁的分支。腹腔彻底止血后于脾窝放置引流管 1 根。清点器械无误后逐层关腹。

3. 术后管理

（1）术后给予生理需求量的液体、电解质以及肠外营养，同时给予抑酸、生长抑素等药物应用。

（2）术后第 2 天拔除尿管，第 3 天拔除胃管并进食。术后血常规示血红蛋白水平升高，第 9 天拆线并出院。

思维引导：区域性门静脉高压（胰源性门静脉高压症）由于腹腔广泛粘连，且脾静脉闭塞致门静脉高压、侧支循环丰富，腹腔镜下手术相对困难。开腹脾切断流术在控制术中出血量、减少分离粘连的时间等方面更具优势。术后除常规脾切断流术一般对症处理外，应注意针对急性胰腺炎的治疗，密切观察腹腔引流液情况，警惕腹腔出血、感染、胰瘘等并发症。

三、思考与讨论

急性胰腺炎病情复杂多变，是外科急腹症中最棘手的疾病之一，其常见的局部并发症有急性液体积聚、坏死物积聚、区域性门静脉高压症和胰腺假性囊肿等。对于有症状或出现并发症的胰腺假性囊肿，须行外科手术或囊肿引流治疗。而针对区域性门静脉高压而言，应在充分解除胰腺原发疾病的同时再解决区域性门静脉高压症。单纯病灶切除适用于外压性脾静脉阻塞且脾静脉血流可改善者；脾切除适用于脾静脉阻塞引起的门静脉高压症或伴有严重脾功能亢进，若上消化道出血或食管胃底静脉曲张严重,还须加做贲门周围血管离断术。

四、练习题

1. 急性胰腺炎常见病因和治疗措施有哪些?
2. 急性胰腺炎常见并发症有哪些?
3. 区域性门静脉高压症的治疗原则是什么?

五、推荐阅读

[1] 姜洪池,乔海泉.实用脾脏外科学[M].沈阳:辽宁科学技术出版社,2015.
[2] 赵玉沛,李晓斌,李宏为,等.胰源性门静脉高压症诊治规范[J].中华普通外科杂志,2013,28(5):405-406.
[3] 中华医学会外科学分会胰腺外科学组.中国急性胰腺炎诊治指南(2021)[J].中国实用外科杂志,2021,41(7):739-746.
[4] 中华医学会急诊医学分会.急性胰腺炎急诊诊断及治疗专家共识[J].临床肝胆病杂志,2021,37(5):1034-1041.

(张 弓)

案例18 胰腺癌

一、病历资料

(一)门诊接诊

1. 主诉 发现身目黄染20 d。

2. 问诊重点 黄疸为肝胆外科常见症状,患者起病常比较隐匿,伴或不伴腹痛等明显的临床症状。应注意询问病史及诱因(有无肝炎、疟疾、胆石症、输血、长期接触毒物及服用药物史),病程(快速、波动或者进行性加重)、伴随症状、诊疗经过、治疗效果以及既往病史等。

> **问诊结果**
>
> 患者老年男性,农民,既往无高血压、心脏疾病病史,无糖尿病、脑血管疾病病史,无肝炎、结核、疟疾病史。2021年,因"骨质增生"外院行"右侧膝关节置换术"。20 d前无明显诱因发现皮肤黏膜、巩膜黄染,伴上腹胀,无明显腹痛、恶心、呕吐、发热等。5 d前就诊于当地医院,行腹部CT提示:胰头部肿块,倾向恶性。体重下降2 kg。

3. 思维引导 患者全身皮肤及巩膜黄染,注意胰腺、胆管末端及十二指肠病变,腹部CT有助于进一步鉴别;CT示胰头部肿块,倾向恶性;体格检查注意有无肉眼可见的黄疸、左锁骨上淋巴结能否触及肿大,是否有肝大、胆囊肿大、上腹部结节状包块等体征,出现腹水或明显包块可能是晚期表现。此外结合血清胆红素、碱性磷酸酶、转移酶及血肿瘤标志物有无升高、腹部CT平扫加增强以明确病变性质。

（二）体格检查

1. 重点检查内容及目的 体格检查注意有无肉眼可见的黄疸。CT 提示：胰头部肿块，重点检查腹部体征、浅表淋巴结及远隔脏器有无转移征象。

> **体格检查结果**
>
> T 36.6 ℃，R 20 次/min，P 89 次/min，BP 115/78 mmHg。
>
> 患者营养可，全身皮肤黏膜及巩膜黄染，浅表淋巴结未触及。腹部平坦，无胃肠型。无压痛、反跳痛，墨菲征阴性，移动性浊音阴性，肠鸣音正常。

2. 思维引导 经上述体格检查，腹部未发现压痛或肿块，无恶性肿瘤相关转移征象，患者除皮肤及巩膜黄染外无明显阳性体征，查血清学肝功能明确黄疸类型、需要完善腹部影像学 CT、肿瘤标志物等检查明确胰腺占位性质。

（三）辅助检查结果

1. 主要内容及目的

（1）上腹部增强 MRI 及 CT：明确病灶性质、定位、分期。

（2）胸部影像学 CT、心脏彩超：评估重要脏器功能。

（3）血常规评估术前有无贫血；肿瘤标志物协助判断方位性质。

（4）MRCP：评估胆管梗阻位置。

> **辅助检查结果**
>
> （1）血常规及肿瘤标志物：血常规示 Hb 136 g/L，PLT 239×10^9/L；血肿瘤标志物示 CEA 2.59 ng/mL，CA19-9 47.20 U/mL。
>
> （2）CT、MRI 及 MRCP：CT 全腹部平扫+增强示①胰头占位；②肝内外胆管扩展（图 2-17）。MRI 示胰头占位考虑胰腺癌（图 2-18）。MRCP 示肝内外胆管扩张（图 2-19）。
>
> （3）胸部平扫 CT：肺下叶炎症，右肺下叶钙化。
>
> （4）心脏评估：心电图提示正常心电图，心脏彩超提示 EF 62%。
>
> （5）PET/CT：胰头部软组织影代谢较活跃，疑恶性病变。

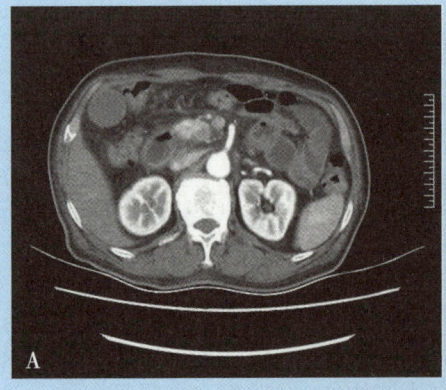 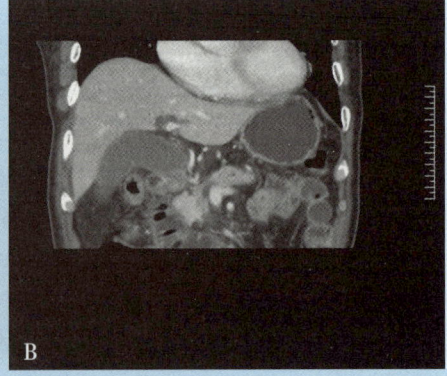

A. 动脉期胰头区实性占位；B. 冠状位胰头区实性占位

图 2-17　胰头部占位 CT 表现

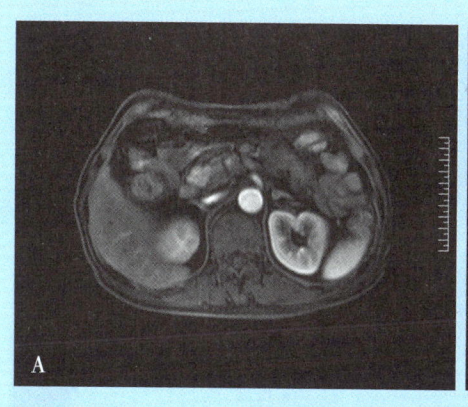
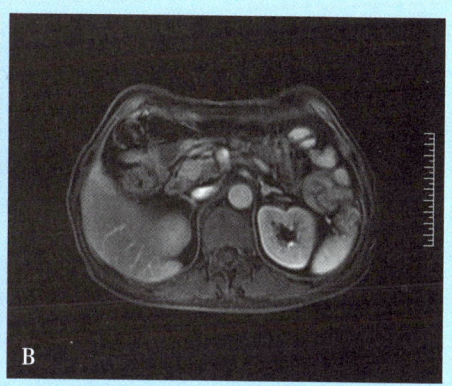

A. 动脉期胰头区实性占位；B. 静脉期胰头区实性占位

图 2-18　胰腺癌增强 MRI

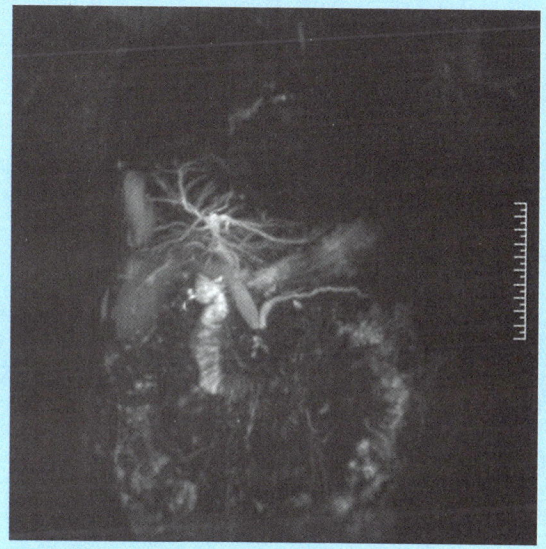

图 2-19　胰胆管扩张 MRCP

2. 思维引导　查体全身皮肤及巩膜黄染，当地 CT 及上级医院增强 MRI 提示胰腺癌。PET/CT：胰头部斑片状软组织影代谢较活跃，疑恶性病变。经 PET/CT 排除全身其他器官及淋巴转移，倾向胰腺癌诊断。

（四）诊断

1. 诊断　胰腺癌，$T_1N_0M_0$，ⅠA 期。

2. 思维引导　患者诊断考虑胰头癌，无远处转移，临床分期 $T_1N_0M_0$，ⅠA 期。治疗原则是以手术为主的综合治疗。术前考虑患者黄疸值高，先给与经皮肝胆管穿刺置管引流术（PTCD）减黄治疗，待胆红素降至安全范围后再根治切除，选择开腹胰腺癌根治术。

二、治疗经过

（一）术前减黄治疗

术前减黄的主要目的是缓解胆管梗阻、减轻胆管炎等症状，同时改善肝功能，纠正凝血异常，降低手术死亡率。

(二)手术治疗

手术切除是胰腺癌患者获得治愈机会和长期生存的唯一有效方法。外科手术应尽力实施根治性切除。胰头癌的手术方式:胰十二指肠切除术。

1. 手术方式

(1)胰腺癌根治手术:标准的胰十二指肠切除术范围包括远端胃的1/3~1/2、胆总管全段和胆囊、胰头切缘在肠系膜上静脉左侧/距肿瘤3 cm、十二指肠全段、近段15 cm的空肠,并完成消化道重建。

(2)姑息手术:部分胰腺癌出现出血或梗阻并发症,可行姑息手术。

治疗经过

1. 术前准备 术前留置胃管,术前一晚不禁食,术日手术前6 h禁食水,术前即刻留置导尿管。

2. 手术经过

(1)静脉吸入复合麻醉。手术探查:5孔法置入戳卡,探查:肝呈淤胆样改变;胆总管扩张。胰头可触及质硬占位,肝十二指肠韧带可触及多个肿大淋巴结,肝及腹盆腔其他部位未见转移灶。

(2)腹腔镜胰十二指肠切除术:游离胰头后方与下腔静脉之间间隙,直至肠系膜上动脉根部。游离胰腺下缘,分离出肠系膜上静脉。腔镜切割闭合器离断远端胃。于门静脉前方离断胰头。距十二指肠悬韧带远端10 cm游离空肠上段并腔镜切割闭合器离断。分离出胃十二指肠动脉及胃右血管,结扎胃十二指肠动脉。仔细游离并离断胰头及钩突与门静脉之间的血管,离断钩突。于肝总管处离断胆管,完整切除胰十二指肠标本并置入标本袋内。

连续贯穿胰肠吻合口;距胰肠吻合口10 cm处切开空肠系膜缘对侧肠壁,4-0可吸收自缝线连续缝合胆肠吻合口前后壁,行肝总管空肠端侧吻合术;距胆肠吻合口远端肠管约45 cm胃后壁与空肠系膜对侧吻合。胆肠吻合口前方及胰肠吻合口前方各放腹腔引流管1根分别穿孔引出。

3. 术后管理

(1)术后并发症的处理:包括术后出血和胰瘘。①术后出血:术后出血包括腹腔出血和消化道出血。其防治主要是术前纠正患者营养状况,尽量减轻手术和麻醉的冲击,治疗以保守治疗为主,如经保守无效者,可手术治疗。②胰瘘:胰瘘的处理包括适当禁食,有效且充分引流,控制感染,营养支持,抑酸、抑酶等。

(2)术后留置胃管1 d,观察无活动性出血,即拔除;术后给予非甾体镇痛药为主的复合镇痛;早期下床活动。

---

2. 思维引导 手术是早期胰腺癌治疗的中心环节,要遵循以下几个方面:①无瘤原则。②足够的切除范围。③安全的切缘。④淋巴结清扫。该患者早期胰腺癌位于胰头部,手术中遵循以上原则。术后关注有无发热、引流管颜色变化,警惕腹腔出血、胰瘘、感染、吻合口瘘等并发症。

(三)辅助治疗

胰腺癌生物学行为差,辅助治疗作为胰腺癌的重要组成部分,可延长胰腺癌患者生存期,改善预后。

术后病理

病理分期:p$T_1N_0M_0$,ⅠA期。肿瘤部位:胰头。大体类型:肿块型。肿瘤大小:1.1 cm× 0.7 cm×0.6 cm。组织学类型:胰腺导管腺癌。组织学分级:中分化。浸润范围:十二指肠及胰腺断面未见癌累及。脉管侵犯:有。神经侵犯:有。切缘侵犯:无。

区域淋巴结转移:未见转移癌(0/15)。

1. **术后辅助治疗** 根治术后的胰腺癌患者应行辅助化疗。方案推荐以吉西他滨或氟尿嘧啶类药物(5-FU、卡培他滨或替吉奥)为基础的治疗。

辅助化疗方案

(1)化疗时间:术后3~6周之间,21 d为一个周期,持续时间为6个月。
(2)化疗方案:吉西他滨1000 mg/m^2,ivgtt,第1、8天。替吉奥80 mg,bid,po,第1~14天。

2. **思维引导** 患者术后病理分期为ⅠA期,但合并脉管侵犯危险因素,术后根据指南要求行辅助化疗。

(四)随访

胰腺癌术后第1年,建议每3个月随访1次;第2~3年,每3~6个月随访1次;之后每6个月随访1次。随访项目包括血常规、生化、血清肿瘤标志物,超声、腹胸部CT等。随访时间至少5年。

三、思考与讨论

患者身目黄染20 d。查体全身皮肤及巩膜黄染,增强MRI:胰腺癌。PET/CT:胰头部软组织影代谢较活跃,疑恶性病变。给予胰腺癌根治手术,术后病理pTNM分期ⅠA期,辅以吉西他滨联合替吉奥治疗并规律随访。胰腺癌预后较差,早期可切除的患者即使经规范治疗5年生存期相对也很低;如何更好地提高胰腺癌患者远期生存,防治重心需要前移:健康宣教,提高早期胰腺癌诊出率;进展期胰腺癌建议围术期治疗,探索围术期治疗高缓解率新方案,提高手术R0切除率,改善患者长期生存。

四、练习题

1. 胰腺癌治疗手段有哪些?
2. 胰腺癌新辅助治疗指征有哪些?
3. 胰腺癌微创治疗循证学证据有哪些?

五、推荐阅读

[1] 陈孝平,汪建平,赵继宗.外科学[M].9版.北京:人民卫生出版社,2018.
[2] 汤森德,比彻姆,埃弗斯,等.克氏外科学:第20版[M].陈孝平,刘玉村,编译.影印中文导读版.长沙:湖南科学技术出版社,2020.
[3] 赵玉沛,王成锋,王理伟.胰腺癌诊疗指南(2022版)[J].中华消化外科杂志,2022,21(9):1117-1136.

(周 闯)

案例 19　胰腺囊肿

一、病历资料

(一) 门诊接诊

1. 主诉　体检发现胰腺占位 1 d。

2. 问诊重点　大多数胰腺囊性占位是无症状的,少数可有临床症状,如急性胰腺炎、出血、黄疸或可触及肿块,多数患者是在体检时发现的。疼痛是最常见的表现。疼痛提示恶性肿瘤可能性大。还可出现黄疸、恶心、继发于胃受压的呕吐,或继发于十二指肠腔外受压的梗阻。应注意询问病史及诱因(有无胰腺炎史)、病程、伴随症状、诊疗经过、治疗效果及既往病史等。

> **问诊结果**
>
> 年轻女性,职员,既往体健。患者于 1 d 前体检时查 CT 示:胃脾左肾间巨大占位性病变,无腹痛等伴随症状。为求进一步治疗急来医院门诊以"胰腺占位性病变"收入院。发病以来食欲较好,大小便正常。

3. 思维引导　患者体检时发现腹腔占位,外院平扫 CT 示胃、脾、左肾间巨大占位性病变。既往史、个人史及家族史未见异常。注意胰腺体尾部病变,不排除胃、脾、肾病变。须行腹部增强 CT 或磁共振有助于进一步鉴别;此外要结合血清肝功能、淀粉酶、脂肪酶及肿瘤标志物有无改变。无特异性血清学检测可用于评估胰腺囊性病变。血清 CA19-9 在恶性囊性病变中可能升高;伴发胰腺炎时,可有淀粉酶和脂肪酶升高。

(二) 体格检查

1. 重点检查内容及目的　CT 提示胃脾左肾间巨大占位性病变。重点检查腹部体征,须注意上腹部有无隆起、触诊有无压痛,能否触及包块,如有包块,大小、形状、边界、活动度如何,有无触痛。如继发感染,可有触痛或腹膜刺激征。

> **体格检查结果**
>
> T 36.3 ℃,R 20 次/min,P 80 次/min,BP 125/68 mmHg。
> 患者营养可,全身皮肤黏膜及巩膜无黄染,浅表淋巴结未触及。腹软、可触及 12 cm×10 cm 包块,边界清,活动度差。墨菲征阴性,移动性浊音阴性,无液波震颤,肠鸣音正常,无血管杂音。

2. 思维引导　经上述体格检查,腹部发现肿块,无恶性肿瘤相关转移征象,需要完善腹部影像学 CT 和/或 MRI、肿瘤标志物等检查明确胰腺占位性质。

(三) 辅助检查

1. 主要内容及目的

(1) 上腹部增强 MRI 及 CT:明确病灶性质、定位、分期。

(2)胸部影像学 CT、心脏彩超：评估重要脏器功能。
(3)血常规评估术前有无贫血；肿瘤标志物协助诊断占位性质。
(4)MRCP：评估胰胆管状况。

辅助检查结果

(1)血常规、肝功能及肿瘤标志物：血常规示 Hb 143 g/L，PLT 245×10^9/L。肝功能未见异常。血清肿瘤标志物示 CEA 1.43 ng/mL，CA19-9 23.79 U/mL。

(2)CT、MRI 及 MRCP：CT 全腹部平扫示胰腺囊性占位(图 2-20)。MRI 及 MRCP 示胃脾左肾间异常信号，考虑胰腺来源(图 2-21)。腹部彩超示胰腺囊性占位。

(3)胸部影像学 CT：无慢性炎症或转移灶。

(4)心脏评估：心电图提示正常心电图，心脏彩超提示 EF 65%。

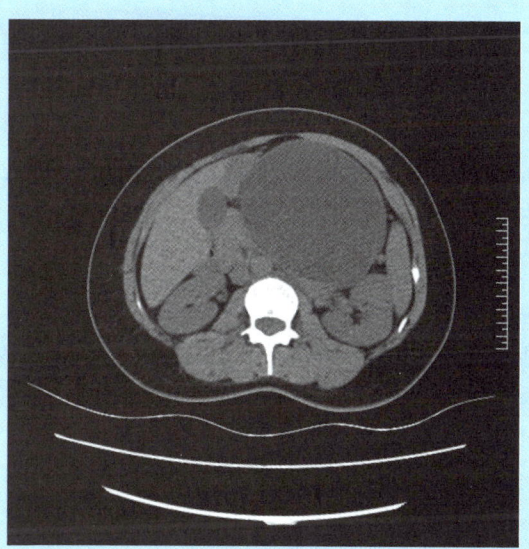

图 2-20　胰腺体尾部占位 CT 表现

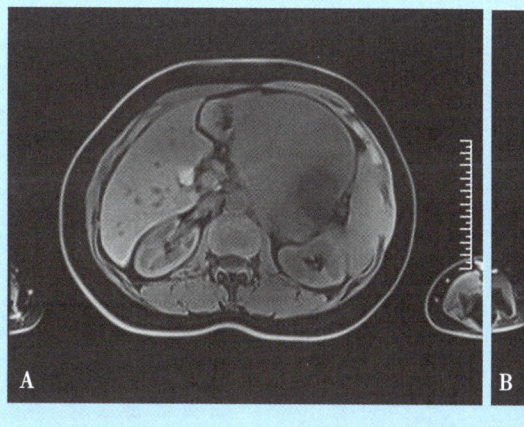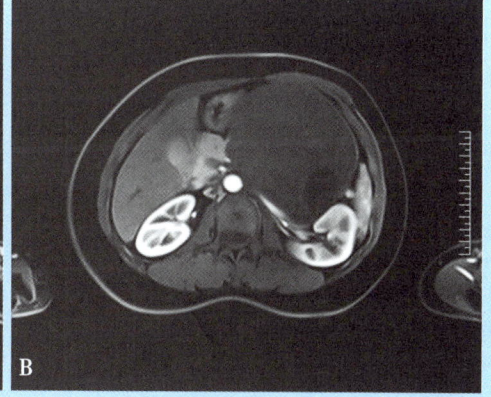

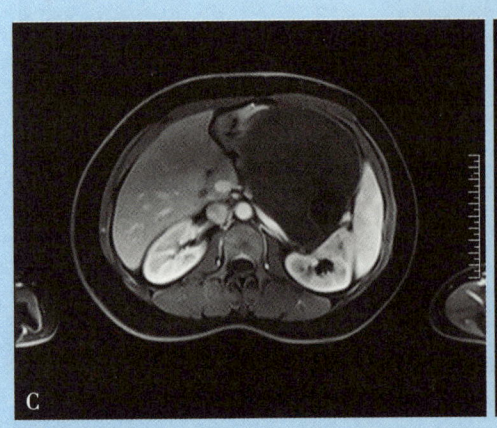
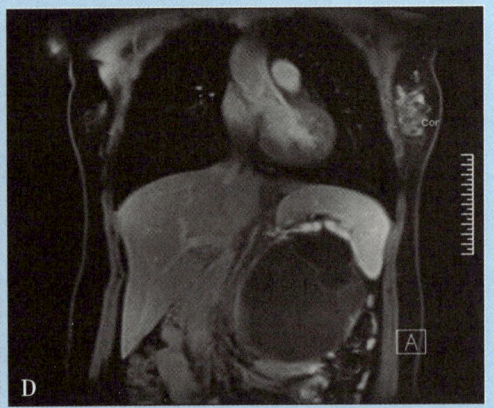

A.平扫期胰头区实性占位；B.动脉期胰头区实性占位；C.静脉期胰头区实性占位；D.冠状位胰头区实性占位

图 2-21　胰腺占位增强 MRI 表现

2. 思维引导　根据患者体检时发现腹腔占位，平扫 CT 提示胃、脾、左肾间巨大占位性病变。查体腹部可触及 12 cm×10 cm 包块。MRI 及 MRCP：胃脾左肾间异常信号，考虑胰腺来源。腹部彩超：胰腺囊性占位。考虑诊断为胰腺囊性占位，可行手术治疗。

（四）诊断

1. 诊断　胰腺囊性占位。

2. 思维引导　患者诊断考虑胰腺囊性占位，位于胰体尾部，无远处转移。此患者胰腺囊性占位直径超过 10 cm，恶性风险显著增加，建议手术治疗；患者经过营养风险筛查无营养风险，无重要脏器功能损伤，具有手术指征，选择腹腔镜下胰腺体尾部占位切除手术。

二、治疗经过

（一）手术治疗

胰腺手术风险高，病死率为 2%，术后并发症的发生率高达 40%。因此需要综合考虑患者年龄、合并症等因素，权衡手术与恶变风险。外科治疗前对肿瘤情况进行评估具有重要临床意义。

1. 手术方式　腹腔镜胰腺囊性占位切除手术：外科手术微创化的进一步发展，适用于胰腺囊性占位。在围术期并发症及远期生存获益方面，不劣于开放手术。

2. 围术期管理　贯彻加速术后康复理念：不留置胃管，不行机械性肠道准备，术前晚不禁食，术前 2 h 禁饮水，术前即刻置导尿管。

治疗经过

1. 手术经过　全身麻醉成功后，脐下切开皮肤约 1 cm，置入穿刺器建立气腹。上腹正中线，剑突下 8 cm 偏右 2 cm，切开皮肤约 1.0 cm 分别置入穿刺器。超声刀打开胃结肠韧带直至胃大弯近贲门处，夹子夹闭胃短静脉后超声刀切断，在占位右侧约 1 cm 处游离胰腺，显露脾静脉及动脉，闭合器闭合胰腺，断端滑线连续缝合，游离脾膈韧带、脾结肠韧带及脾周围粘连，提起胰腺尾端，超声刀分离粘连直至脾门，完整切下标本，上腹部切开约 6 cm，取出标本，冲洗腹腔，查无活动性出血及消化液漏，于胰腺断面放置腹腔引流管 1 根从腹壁另戳孔引出。

2. 术后管理

(1) 术后并发症的处理:有术后出血和胰瘘的风险。

术后出血:术后出血主要预防的方法是手术中严密止血,关腹前仔细检查,重要血管缝扎,术前纠正凝血功能。出现腹腔出血时应十分重视,少量出血可采用药物治疗、输血等保守治疗;短时间大量失血,导致失血性休克时,应尽快手术止血。如经保守无效者,可手术治疗。

胰瘘:胰瘘的处理包括适当禁食,有效且充分引流,控制感染,营养支持,抑酸、抑酶等。

(2) 术后留置导尿管 1 d 即拔除;术后给予非甾体镇痛药为主的复合镇痛;早期下床活动;早期经口饮水进食。

(3) 术后 3 d 出院。

3. 思维引导 胰腺囊性占位病变的评估是其诊疗的中心环节。病变较小(<2 cm)的患者通常无症状,影像学检查中少有恶性表现(如实性成分或胰管扩张)。胰腺囊性病变可分为良性囊肿,如单纯囊肿、假性囊肿、浆液性囊腺瘤(serous,SCN);具恶性潜能的病变,如黏液性囊腺瘤(mucious cystadenoma,MCN)和导管内乳头状黏液性肿瘤(intraductal papillary mucinous neoplasm,IPMN);恶性囊肿,如胰腺腺癌伴囊性变和囊性胰腺神经内分泌肿瘤。95% 的囊性肿瘤都属于以下 4 类:IPMN、MCN、SCN 和实性假乳头状瘤。囊性病变恶变的风险为 0~60%,诊断需要鉴别病变是否为肿瘤性,以及是浆液性还是黏液性。影像学数据分析及囊液生化检查有助于明确诊断,并调整监测及治疗方案。恶性可能性低或者恶变可能性低的患者不应接受胰腺切除术。根据细胞学、影像学及液体生化等结果进行分子标记、基因检测等分子水平的分析可能更好地评估病变性质。直径<2 cm 且成分单一的病变可随诊观察。而对于有明显实性成分或者导管扩张的较大病灶,应考虑手术。危险因素评估有助于治疗决策的选择。存在下列危险因素中的 2 种及以上的患者有 15% 的恶变可能:病变直径>3 cm,恶性风险增加 3 倍;有囊壁结节,恶性风险增加 8 倍;主胰管扩张也有恶变风险。

(二)辅助治疗

胰腺囊性病变通常无症状,多为良性,但部分具有恶性潜能,一般不需要辅助治疗。

术后病理

组织学类型:(胰腺肿物)黏液性囊性肿瘤,伴上皮轻度异型增生。肿瘤部位:胰体部。大体类型:囊性。肿瘤大小:11.0 cm×6.0 cm×6.0 cm。免疫组化:ER(间质+),PR(间质+),Inhibi-a(-),SMA(+),Ki-67(约3%+)。切缘侵犯:无。

(三)随访

较小的病变则可以定期随诊。如果 MRI 及 MRCP 中未见恶性表现,应每年复查 MRI。影像学指南建议稳定 2 年后暂停监测。

三、思考与讨论

根据患者体检时发现腹腔占位,外院平扫 CT 提示胃、脾、左肾间巨大占位性病变。查体腹部可触及 12 cm×10 cm 包块。入院后腹部 CT 平扫:胰腺囊性占位。MRI 及 MRCP:胃脾左肾间异常信号,胰腺受压,体尾部显示不清,考虑胰腺来源。腹部彩超:胰腺囊性占位。

采取腹腔镜胰腺囊性占位切除手术,围术期贯彻加速术后康复理念,顺利出院,术后病理(胰腺肿物)黏液性囊性肿瘤,伴上皮轻度异型增生并规律随访。虽然胰腺囊性病变大多是良性病变,但近年来此类患者数量不断增长。因此对此要进行积极健康宣教,定期体检,发现病变及时处理,以期达到最好的治疗效果。

四、练习题

1. 胰腺囊性病变具体有哪些种类,各自的特点是什么?
2. 胰腺囊性病变评估的方法有哪些?
3. 胰腺囊性病变的手术指征是什么?

五、推荐阅读

[1] 陈孝平,汪建平,赵继宗. 外科学[M]. 9版. 北京:人民卫生出版社,2018.
[2] 张启瑜. 钱礼腹部外科[M]. 2版. 北京:人民卫生出版社,2017.
[3] 汤森德,比彻姆,埃弗斯,等. 克氏外科:第20版[M]. 陈孝平,刘玉村,编译. 影印中文导读版. 长沙:湖南科学技术出版社,2020.
[4] 王乐君子,朱瑞哲,张太平,等. 2019年世界胃肠病学会全球指南:胰腺囊性病变的诊治[J]. 临床肝胆病杂志,2019,35(8):1702-1705.

(周　闯)

第三章 甲状腺外科

案例 20 甲状腺腺瘤

一、病历资料

（一）门诊接诊

1. 主诉 发现甲状腺结节 10 d。

2. 问诊重点 问诊时应注意询问结节发现多久，有无短期内迅速增大，局部有无胀痛，有无呼吸困难、吞咽困难等伴随症状，诊疗经过及治疗效果，既往病史以及家族史等。

> **问诊结果**
>
> 患者中年男性，自由职业者，10 d 前无明显诱因发现甲状腺结节，无声音嘶哑、饮水呛咳、局部压痛、吞咽困难等不适；无心悸、手颤、消瘦等伴随症状。于医院门诊行甲状腺彩超提示甲状腺左侧腺叶可触及一大小约 70 mm×55 mm×42 mm 实性低回声结节（TI-RADS 分级：3 级）。行超声引导下甲状腺结节穿刺术，病理学回示镜下见少量滤泡上皮细胞，少数淋巴细胞、中性粒细胞，未见明确特异性病变。门诊以"甲状腺结节"为诊断收入院。自发病以来，食欲正常，体重无减轻。

3. 思维引导 患者发现甲状腺结节 10 d，无声音嘶哑、饮水呛咳、局部压痛、吞咽困难等不适；无心悸、手颤、消瘦等伴随症状。颈部超声检查提示左侧腺叶可触及一实性低回声结节（TI-RADS 分级：3 级）。超声引导下甲状腺结节穿刺病理结果示镜下见少量滤泡上皮细胞，少数淋巴细胞、中性粒细胞，未见明确特异性病变。结合患者为单发结节，彩超提示边界清晰、形态规整，穿刺病理未发现恶性细胞，首先考虑甲状腺腺瘤的可能。

（二）体格检查

1. 重点检查内容及目的 气管是否受压移位，甲状腺结节的大小、质地、边界、有无压痛、是否随吞咽上下移动，且其是否位于胸骨后，颈部淋巴结是否有肿大。

> **体格检查结果**
>
> T 36.4 ℃，R 20 次/min，P 82 次/min，BP 130/80 mmHg。
> 颈软，无抵抗，颈动脉搏动对称，颈静脉无怒张，气管稍右偏。甲状腺左侧叶可触及一大小约

7 cm×5 cm,质韧,界清,无压痛,可随吞咽上下移动,甲状腺右侧叶未触及明显结节,颈部未触及明显肿大淋巴结。

2. 思维引导 经上述体格检查,发现该患者甲状腺左侧腺叶单发巨大结节,颈部未触及明显肿大淋巴结。

(三)辅助检查

1. 主要内容及目的

(1)血化验:甲状腺和甲状旁腺功能检查以了解甲状腺和甲状旁腺功能水平;降钙素、癌胚抗原检查排除甲状腺髓样癌;血常规、凝血功能、肝功能、肾功能、血糖、电解质检查以及传染病筛查帮助医生根据患者的健康状况制定适当的手术和麻醉方案,提高手术的安全性和成功率。

(2)颈部超声、CT、超声引导下穿刺:明确病灶性质、定位。

(3)肺部影像学、心电图、心脏彩超:评估患者重要脏器功能。

辅助检查结果

(1)血化验:游离三碘甲状腺原氨酸(FT$_3$)6.08 pmol/L,游离甲状腺素(FT$_4$)8.25 pmol/L,促甲状腺素(TSH)2.660 μIU/mL;甲状腺过氧化物酶抗体(TPO-Ab)12.65 IU/mL,甲状腺球蛋白抗体(TgAb)17.63 IU/mL,促甲状腺激素受体抗体(TRAb)0.37 IU/L;降钙素(CT) 7.72 pg/Ml,CEA 1.47 ng/mL;甲状旁腺素(PTH) 43.48 pg/mL。

(2)颈部超声:甲状腺左侧叶实性低回声结节(TI-RADS 分级:3 级)(图 3-1A)。

(3)超声引导下甲状腺结节穿刺病理结果:镜下见少量滤泡上皮细胞,少数淋巴细胞、中性粒细胞,未见明确特异性病变。

(4)颈部 CT:甲状腺左侧叶占位,请结合临床及病理。根据 CT 结果提示患者左侧甲状腺结节>7 cm,邻近气管受压(图 3-1B)。

(5)喉镜检查:慢性咽炎。

(6)心肺评估:心电图结果正常。心脏彩超提示心内结构及功能未见明显异常;胸部 DR 未见明显异常。

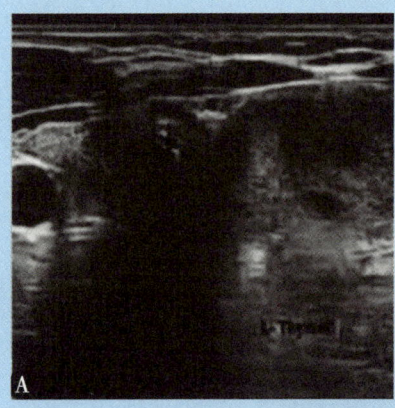 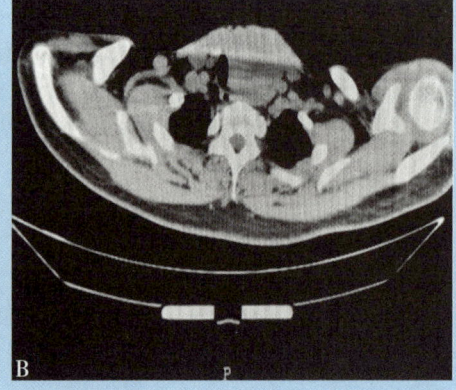

A. 颈部超声;B. 颈部 CT

图 3-1 颈部超声及颈部 CT

2. 思维引导 超声提示甲状腺为单发结节,超声引导下甲状腺结节穿刺细胞学检查提示未见明确特异性病变,颈部CT提示左侧甲状腺占位、邻近气管受压。根据该病例特点,应高度怀疑甲状腺腺瘤可能。

(四)诊断

1. 诊断　分析患者病史、体格检查、颈部超声及CT检查结果,更倾向于甲状腺腺瘤的诊断。

2. 思维引导　患者为单发巨大甲状腺结节,气管有受压移位,且甲状腺腺瘤有癌变和引起甲状腺功能亢进的可能,有手术指征,无明显手术禁忌,需要结合患者意愿,行手术切除。

二、治疗经过

(一)手术治疗

单纯腺瘤摘除或部分腺叶切除术可能增加患者再次手术的风险,因此推荐对局限于一侧腺叶的甲状腺腺瘤行包括腺瘤的病侧甲状腺腺叶切除。切除的标本即刻行冷冻切片病理检查,一旦诊断为甲状腺癌,应当按照其处理原则进一步治疗。根据该患者病情,结合患者意愿拟行左侧甲状腺腺叶切除术。

围术期管理

1. 术前准备　术前晚不禁食,术前2h禁饮水,术前不留置导尿管。

2. 手术经过

(1)麻醉:经麻醉科全面评估患者情况,采用气管插管全身麻醉。

(2)手术探查:全麻成功后仰卧位,常规消毒铺巾,胸锁关节上一横指顺皮纹方向做低弧形切口,长约6cm。依次切开皮肤、皮下各层、颈阔肌层,沿颈阔肌深面游离皮瓣并悬吊。沿颈白线打开带状肌,分离暴露甲状腺组织,左侧甲状腺内注射纳米炭0.1mL。探查:左侧甲状腺内可触及一大小约70mm×50mm结节,质韧,边界清,左侧颈部中央区未触及明显肿大淋巴结。

(3)左侧甲状腺腺叶切除术:离断左侧甲状腺上极血管,双重结扎,将甲状腺提起分离暴露喉返神经,妥善保护,保留左上下甲状旁腺,切除左甲状腺腺叶至气管旁,分离甲状腺峡部与气管间隙,离断甲状腺悬韧带,切除左甲状腺及峡部,整体移除标本,检查标本,未发现甲状旁腺组织,送快速病理检查,术中冰冻切片回报:冰冻组织示滤泡性腺瘤。创面逐一止血,于切口左侧放置引流管一根引流,查无活动性出血,清点器械敷料无误后,逐层关闭切口,表面皮肤以皮内缝合法缝合。手术过程顺利,麻醉效果好,术后患者清醒,安返病房监护室。

3. 术后管理　①患者术后第1天无发热、声音嘶哑及手足抽搐。术后留置引流管1d,观察无活动性出血,即拔除。②术后第2天,病理回示左侧甲状腺腺瘤。患者恢复好,出院。

思维引导　既往临床上腺瘤摘除或部分腺叶切除术居多,但常常遇到两个问题,一是术中冷冻病理切片虽然是良性,而随后的石蜡切片结果可能为癌,二是残余的甲状腺腺体有可能再次出现结节。上述两种情况都有再次手术的可能,由于局部粘连严重,再次手术所引起的并发症尤其是喉返神经损伤、甲状旁腺功能低下的机会大大增加。鉴于此,除非有特殊禁忌证,甲状腺腺瘤的术式原则上应考虑行患侧腺叶切除术。

(二)术中注意事项

避免术后并发症的出现,最有效的方法在于预防。避免喉返神经的损伤,应强调全程显露喉返神经,这样才能避免盲目操作而损伤喉返神经。对于甲状旁腺功能的保护应注意术中精细操作,手术时尽量沿着甲状腺包膜剥离,以防止甲状旁腺被误切,结扎血管时靠近甲状腺,以减少甲状旁腺血供的损害。

(三) 随访

甲状腺腺瘤术后患者的随访主要有两方面。一方面是影像学随访,通过定期复查颈部超声来判断结节有无复发以及有无新发结节。另一方面是甲状腺功能的随访,根据抽血化验甲状腺功能决定是否需要甲状腺激素替代治疗。

三、思考与讨论

患者颈部超声提示左侧甲状腺叶单发结节(TI-RADS 分级:3 级),超声引导下甲状腺结节穿刺病理学提示未见明确特异性病变。结合患者病史考虑诊断甲状腺腺瘤。入院后完善颈部 CT 检查提示气管受压,给予甲状腺腺叶切除术,术后病理结果回示甲状腺腺瘤。甲状腺腺瘤是最常见的甲状腺良性肿瘤,多见于 20~40 岁青壮年,女性多于男性。一般均为甲状腺内的单发结节,呈圆形或椭圆形、表面光滑、边界清楚、质地韧实、与周围组织无粘连、无压痛,可随吞咽上下移动。巨大瘤体可产生邻近器官受压征象,但不浸润这些器官。甲状腺腺瘤与结节性甲状腺肿的单发结节在临床上较难鉴别,一般需要依靠病理进行鉴别诊断。临床上甲状腺腺瘤与结节性甲状腺肿的鉴别诊断:甲状腺腺瘤没有地域性;甲状腺腺瘤经过数年仍保持单发;结节性甲状腺肿的单发结节经过一段时间后,多演变为多发结节;组织学上腺瘤有完整的包膜,与周围正常组织分界明显;结节性甲状腺肿的单发结节包膜常不完整。

四、练习题

1. 甲状腺腺瘤和结节性甲状腺肿有哪些区别?
2. 良性甲状腺结节的手术方式如何选择?
3. 甲状腺手术中需要重点保护的对象有哪些?

五、推荐阅读

[1] 陈孝平,汪建平,赵继宗. 外科学[M]. 9 版. 北京:人民卫生出版社,2018.
[2] 吴肇汉,秦新裕,丁强. 实用外科学[M]. 4 版. 北京:人民卫生出版社,2017.
[3] 中华医学会内分泌学会,中华医学会外科学分会甲状腺及代谢外科学组,中国抗癌协会头颈肿瘤专业委员会,等. 甲状腺结节和分化型甲状腺癌诊治指南(第二版)[J]. 中华内分泌代谢杂志, 2023,39(3):181-226.
[4] 孙辉. 甲状腺及甲状旁腺手术中神经电生理监测临床指南(中国版)[J]. 中国实用外科杂志, 2013,33(6):470-474.

(樊玉霞)

案例 21 结节性甲状腺肿

一、病历资料

(一) 门诊接诊

1. 主诉 发现甲状腺结节 7 年。

2. 问诊重点　问诊时应注意询问结节发现多久，有无短期内迅速增大，局部有无胀痛，有无呼吸困难、吞咽困难等伴随症状，诊疗经过及治疗效果，既往病史以及家族史等。

> **问诊结果**
>
> 　　患者老年女性，退（离）休人员。7年前无明显诱因发现甲状腺结节，无声音嘶哑、饮水呛咳、局部压痛、吞咽困难等不适；无心悸、手颤、消瘦等伴随症状。于医院门诊行甲状腺彩超提示甲状腺双侧叶及峡部多发囊实性结节（左侧叶较大者TI-RADS分级：4a级；其余结节TI-RADS分级：3级），未予治疗。

3. 思维引导　患者发现甲状腺结节7年。门诊行超声检查甲状腺双侧叶及峡部多发囊实性结节（左侧较大者TI-RADS分级：4a级；其余结节TI-RADS分级：3级）。患者为多发结节，结合患者彩超和病史，首先考虑结节性甲状腺肿可能。

（二）体格检查

1. 重点检查内容及目的　气管是否受压移位，甲状腺结节的大小、质地、边界、有无压痛、是否随吞咽上下移动，且其是否位于胸骨后，颈部淋巴结是否有肿大。

> **体格检查结果**
>
> 　　T 36.5 ℃，R 18次/min，P 76次/min，BP 131/70 mmHg。
> 　　颈软，无抵抗，颈动脉搏动对称，颈静脉无怒张，气管居中。甲状腺左侧叶可触及一大小约6 cm×6 cm结节，质韧，界清，无压痛，可随吞咽上下移动，甲状腺右侧叶可触及一大小约3 cm×2 cm结节，质韧，界清，无压痛，可随吞咽上下移动。颈部未触及明显肿大淋巴结。

2. 思维引导　经上述体格检查，发现该患者甲状腺双侧叶可及多发结节，颈部未触及明显肿大淋巴结。

（三）辅助检查

1. 主要内容及目的
（1）颈部超声、CT：评估病灶性质、定位。
（2）肺部影像学、心电图、心脏彩超：评估患者重要脏器功能。

> **辅助检查结果**
>
> （1）血化验：FT_3 3.87 pmol/L，FT_4 13.05 pmol/L，TSH 0.170 μIU/mL；TPO-Ab<9.00 IU/mL，TgAb 16.90 IU/mL，TRAb<0.80 IU/L；CT 2.00 pg/mL，CEA 0.78 ng/mL；PTH 30.90 pg/mL。
> （2）甲状腺彩超：甲状腺双侧叶及峡部多发囊实性结节（左侧较大者TI-RADS分级：4a级，其余结节TI-RADS分级：3级）；双侧颈部未见明显异常肿大淋巴结回声（图3-2）。
> （3）颈胸联合CT：甲状腺左侧叶占位，左侧甲状腺结节>6 cm，未见淋巴结异常。
> （4）喉镜检查：慢性咽炎。

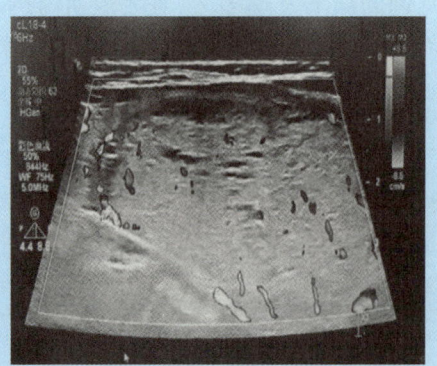

图3-2 甲状腺结节彩超

2. 思维引导 患者发现甲状腺结节7年,病程较长,彩超提示甲状腺双侧叶多发结节。CT检查结果提示甲状腺结节体积大,且无异常淋巴结肿大。结合病史及各项检查结果,考虑结节性甲状腺肿可能性大。

(四)诊断

1. 诊断 根据患者病史、体格检查、甲状腺彩超及CT检查结果,更倾向于结节性甲状腺肿的诊断。

2. 思维引导 患者为多发甲状腺结节,结节体积大,且有癌变可能,有手术指征,无明显手术禁忌,须结合患者意愿,行手术切除。

二、治疗经过

(一)手术治疗

手术方式选择应根据结节的大小、分布决定。对瘤体直径比较大、局限于一侧腺叶的结节性甲状腺肿建议行病侧甲状腺腺叶切除,对于双侧多发的结节性甲状腺肿患者建议行甲状腺全切除术或甲状腺次/近全切除,切除的标本即刻行冷冻切片病理检查,一旦诊断为甲状腺癌,应当按照其处理原则进一步治疗。

围术期管理

1. 手术经过

(1)麻醉:通常采用气管插管全身麻醉。

(2)手术探查:全麻成功后仰卧位,常规消毒铺巾,胸锁关节上一横指顺皮纹方向做低弧形切口,长约7 cm。依次切开皮肤、皮下各层、颈阔肌层,分离暴露甲状腺组织,双侧甲状腺内各注射纳米炭0.1 mL。探查见双侧甲状腺内均可触及数个结节,左侧其一大小约60 mm×50 mm,右侧其一大小约25 mm×30 mm,质韧,边界清,颈部中央区未触及明显肿大淋巴结。

(3)甲状腺全切术:离断左侧甲状腺上极血管,双重结扎,将甲状腺提起分离暴露喉返神经,妥善保护,保留左上下甲状旁腺,切除左侧甲状腺腺叶至气管旁,分离甲状腺峡部与气管间隙,离断甲状腺悬韧带,切除左侧甲状腺及峡部,同法切除右侧甲状腺腺叶,整体移除标本,检查标本,未发现甲状旁腺组织,送快速病理检查,术中冰冻切片回报双侧结节性甲状腺肿。

2. 术后管理

(1) 术后留置引流管 1 d,观察无活动性出血,即拔除。

(2) 术后第 2 天,病理回示双侧结节性甲状腺肿。患者恢复好,出院。

思维引导:既往临床上采取部分腺叶切除术居多,但由于结节性甲状腺肿多为多发结节,部分腺叶切除术有可能残留小的结节,日后如需要二次手术,由于局部粘连严重,再次手术出现并发症尤其是喉返神经损伤、甲状旁腺功能低下的可能性大大增加。所以建议采取甲状腺全切术。该术式优点是治疗的彻底性和不存在将来复发的可能。

(二)术后注意事项

术后 24 h 内注意引流管内引流液量、性状,有无声音嘶哑、呼吸困难,有无手脚麻木、抽搐等。出院后甲状腺激素替代治疗是甲状腺全切患者术后治疗的重要部分。

(三)随访

结节性甲状腺肿患者术后复查主要包括甲状腺功能、电解质检查和颈部超声。观察是否需要调整左甲状腺素片药量,低钙的患者给予适量补钙。并通过定期的颈部超声检查,可以监测和判断结节有无复发。

三、思考与讨论

患者 7 年前发现甲状腺结节,颈部超声提示双侧甲状腺多发结节,且体积大,故行甲状腺全部切除术,术中需要注意保护甲状旁腺、喉返神经和喉上神经,术后应给予左甲状腺素(L-T_4)替代治疗,定期监测甲状腺功能,保持 TSH 水平在正常范围内,术后不需要 TSH 抑制治疗。对于结节直径较大、对邻近组织器官有压迫症状,建议尽早行手术治疗,应注意避免后期结节继续增大或有恶变倾向,使手术难度增加。

四、练习题

1. 甲状腺手术方式如何选择?
2. 甲状腺术后常见并发症有哪些?

五、推荐阅读

[1] 陈孝平,汪建平,赵继宗. 外科学[M]. 9 版. 北京:人民卫生出版社,2018.

[2] 吴肇汉,秦新裕,丁强. 实用外科学[M]. 4 版. 北京:人民卫生出版社,2017.

[3] 吴艺捷. 甲状腺疾病临床处理[M]. 上海:上海科学技术出版社,2019.

(樊玉霞)

案例 22 甲状腺功能亢进

一、病历资料

(一)门诊接诊

1. **主诉** 发现失眠、多食、突眼 1 年。

2. 问诊重点 注意询问失眠、多食、突眼的严重程度,是否合并心悸或手颤等症状、诊疗经过、既往病史、家族史等。

> **问诊结果**
>
> 患者青年女性,办公室职员,无既往病史,无家族遗传病史,无抽烟、饮酒史。1年前无明显诱因出现失眠、多食、突眼等症状,无心悸或手颤伴随症状。当地医院就诊,行甲状腺功能检查提示原发性甲状腺功能亢进,给予口服"赛治"药物治疗,效果差;6个月前于医院行^{131}碘治疗,效果不佳,后未再服药。自发病来,神志清,精神可,食欲正常,睡眠欠佳,大、小便正常,体重无减轻。

3. 思维引导 患者失眠、多食、突眼1年,血生化结果提示甲状腺功能亢进状态。须进一步抽血化验鉴别原发性或继发性甲状腺功能亢进症,原发性可先进行药物治疗,患者药物及^{131}碘治疗均无效,符合手术指征。

(二)体格检查

1. 重点检查内容及目的 患者血生化结果提示原发性甲状腺功能亢进症,重点检查颈部体征及基础生命体征。观察患者是否突眼。触诊判断颈部是否存在异常。

> **体格检查结果**
>
> T 36.4 ℃,R 22 次/min,P 104 次/min,BP 114/86 mmHg。
> 患者眼球略突出。颈软,无抵抗,颈动脉搏动对称,颈静脉无怒张,气管居中。双侧甲状腺无明显肿大,无压痛,未触及明显结节,未闻及血管杂音。未触及明显肿大淋巴结。

2. 思维引导 经上述检查,患者有突眼体征,需要完善甲状腺功能三项及抗体三项检查,明确甲状腺功能亢进水平。

(三)辅助检查结果

1. 主要内容及目的
(1)常规生化检查:入院常规检验,评估一般情况。
(2)血清肿瘤标志物:包括CEA,协助鉴别诊断。
(3)甲状腺特异性抽血:明确有无合并症。
(4)颈部影像学彩超:观察甲状腺、淋巴结及甲状旁腺情况。
(5)胸部影像学DR:评估肺部情况。
(6)心电图、心脏彩超:明确心脏功能是否允许全身麻醉手术。

> **辅助检查结果**
>
> (1)血常规:WBC $7.81×10^9$/L,RBC $4.50×10^{12}$/L,Hb 142.0 g/L,PLT $298×10^9$/L,中性粒细胞百分数85.2%↑,淋巴细胞百分数13.0%↓,单核细胞百分数1.8%↓,嗜酸性粒细胞百分数0.0%↓,中性粒细胞绝对值$6.65×10^9$/L↑,淋巴细胞绝对值$1.02×10^9$/L↓,嗜酸性粒细胞绝对值$0.00×10^9$/L↓,血小板压积0.30%↑。
> (2)血清肿瘤标志物:CEA 1.01 ng/mL。

(3)甲状腺功能:FT_3 4.43 pmol/L,FT_4 20.70 pmol/L↑,TSH 0.005 μIU/mL↓;抗甲状腺过氧化物酶抗体(anti-TPOAb)>600.00 IU/mL↑,抗甲状腺球蛋白抗体(anti-TGAb)790.00 IU/mL↑,PTH 48.80 pg/mL,甲状腺球蛋白(TG)45.10 μg/L,TRAb>40.00 IU/L↑;CT 2.00 pg/mL。

(4)甲状腺彩超:甲状腺大小形态正常,实质回声增粗、减低,分布不均匀。CDFI 示甲状腺内可见丰富血流信号。双侧颈部未见明显肿大淋巴结。甲状旁腺区未见明显异常回声。甲状腺弥漫性回声改变伴血流丰富(请结合实验室检查)(图3-3)。

(5)胸片:两侧胸廓对称,气管居中;肺门影不大,双肺纹理走行正常。纵隔无增宽,心影大小形态未见异常;双侧膈面光整,双侧肋膈角锐利。

(6)心脏评估:心电图示正常范围心电图。心脏彩超示心内结构及功能未见明显异常。

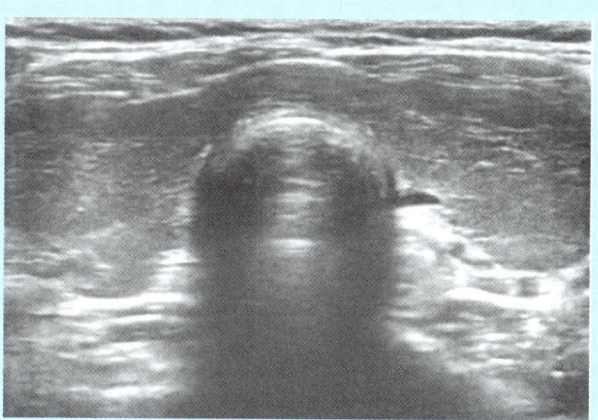

图3-3 甲状腺彩超

2.思维引导 根据患者失眠、多食、突眼1年病史,血生化及颈部彩超结果提示原发性甲状腺功能亢进,良性病变,经药物治疗及^{131}碘治疗后均效果欠佳,手术指征明确。

(四)诊断

1.诊断 分析上述结果,给出诊断:原发性甲状腺功能亢进症。

2.鉴别诊断

(1)继发性甲状腺功能亢进症:继发性甲状腺功能亢进症患者年龄常>40岁,可伴有多发结节。

(2)甲状腺腺瘤:多见于40岁以下妇女,颈部出现圆形或椭圆形结节,多为单发,稍硬,表面光滑,无压痛,随吞咽上下移动。

二、治疗经过

(一)手术治疗

手术是甲亢患者的有效治疗方式之一,可以快速和完全地控制甲亢,缺点为存在术后并发症的风险,患者术后出现不可逆的甲减,须终身进行甲状腺素替代治疗。

1.手术适应证 ①计划6个月内妊娠;②具有压迫症状或重度甲状腺肿大(≥80 g);③胸骨后甲状腺占位;④证实或怀疑甲状腺恶性肿瘤;⑤合并甲状旁腺功能亢进需要手术治疗;⑥^{131}I或^{99m}Tc核素扫描显示无功能或低功能的大结节(>4 cm);⑦TRAb异常升高,存在中到重度活动性Graves眼病;⑧须快速纠正的甲亢。

2. 手术禁忌证 ①伴严重心肺疾病或其他消耗性疾病;②怀孕为相对禁忌证,若必须手术,建议在孕中期进行。

治疗经过

1. 术前准备

(1) 一般准备:除全面的体格检查和必要的化验检查外,还应包括,①颈部摄片;②心电图检查;③喉镜检查;④测定基础代谢率。

(2) 药物准备:具体药物如下。①抗甲状腺药物,充分控制甲状腺功能亢进症状,使甲状腺功能恢复正常。②碘剂,抑制甲状腺素的释放、使甲状腺缩小变硬。③β受体阻滞剂,控制患者术前心率。④其他,钙剂和维生素D。

2. 手术治疗 根据《中国甲状腺功能亢进症和其他原因所致甲状腺毒症诊治指南》及专家共识,须进行甲状腺腺叶切除术。

(1) 手术方式:甲状腺全切除术为首选术式。但对于尚无法获取左甲状腺素或缺乏经验丰富的甲状腺外科医生的人群建议行次全切除术以降低喉返神经损伤概率,并保护甲状旁腺及其血供。

(2) 手术过程:行甲状腺全部切除术,全麻成功后仰卧位,常规消毒铺巾,胸锁关节上一横指做低弧形切口,长约6 cm,依次切开皮肤、皮下各层、颈阔肌层,沿颈阔肌深面游离皮瓣并悬吊。沿颈白线打开带状肌,分离暴露甲状腺组织。超声刀离断右侧甲状腺上极血管,双重结扎,将甲状腺提起,找出喉返神经并分离暴露,妥善保护,保留右上下甲状旁腺,切除右侧甲状腺腺叶至气管旁,分离甲状腺峡部与气管间隙,离断甲状腺悬韧带,切除右侧甲状腺及峡部。同法切除左侧甲状腺。整体移除标本,检查标本是否存留甲状旁腺组织,创面逐一止血,于切口左侧放置引流管1根,查无活动性出血,清点无误后,逐层关闭切口。皮内缝合皮肤。

3. 术后管理

(1) 术后第1天,切口敷料无明显渗出,引流通畅。嘱患者流质饮食,移去心电监护,继续促排痰、维持电解质稳定等对症支持治疗,密切观察患者引流及切口情况变化。

(2) 术后第2天,切口敷料无明显渗出,引流液较少,可拔除引流管,嘱患者休息,流质饮食,继续补充电解质等对症支持治疗,密切观察患者病情变化。

(3) 出院当天,患者生命体征平稳,颈部敷料干燥无炎性渗出,患者未诉有特殊不适,嘱患者院外注意休息,口服补充甲状腺素,1个月后门诊复查甲状腺功能,如有不适,及时随诊。

---

3. 思维引导 甲亢手术治疗的创伤及风险较一般的甲状腺手术大,术后并发症的发生率也更高,术前完善准备,术中轻柔操作,充分止血,妥善保护喉返神经及甲状旁腺,术后密切监护,预防用药,是保证手术顺利、预防术后并发症的有效措施。

二、随访

甲亢术后应根据患者体重予以补充左甲状腺素,65岁以下无心血管疾病史的成人,按照每天每千克体重1.6 μg起始给予左甲状腺素。对于65岁以上和伴有心血管疾病的成年人考虑给予每天每千克体重0.4～0.8 μg的起始课题。定期监测血清TSH,根据TSH值调整剂量,每次增减12.5～25.0 μg。

三、思考与讨论

手术治疗甲状腺功能亢进是一种有效的方法,但医生应严格把握手术的适应证及禁忌证。手术前医生需要充分评估患者的病情及身体状况,确保手术的安全性和有效性。另外,手术存在一定的风险与并发症,甚至可能危及患者生命,因此,术前应与患者详细沟通手术风险及可能带来的后果,取得患者理解。

四、练习题

1. 甲状腺功能亢进的治疗方法有哪些?
2. 甲状腺功能亢进手术治疗指征是什么?
3. 甲状腺功能亢进术前准备过程是什么?

五、推荐阅读

[1] GJ K,L B,L H,et al. 2018 European Thyroid Association Guideline for the management of Graves'hyperthyroidism[J]. European Thyroid Journal,2018,7(4):167-186.

[2] DE LEO S,L SY and B LE. Hyperthyroidism[J]. Lancet (London,England),2016,388(10047):906-918.

[3] PN T,D A,A S,et al. Global epidemiology of hyperthyroidism and hypothyroidism Nature reviews[J]. Endocrinology,2018,14(5):301-316.

[4] A S,S MN. Thyrotoxicosis:diagnosis and management[J]. Mayo Clinic Proc,2019,94(6):1048-1064.

[5] 中国医师协会外科医师分会甲状腺外科医师委员会,中国研究型医院学会甲状腺疾病专业委员会与中国医疗保健国际交流促进会临床实用技术分会. 甲状腺功能亢进症外科治疗中国专家共识(2020版)[J]. 中国实用外科杂志,2020,40(11):1229-1233

[6] DS R,HB B,DS C,et al. 2016 American Thyroid Association Guidelines for diagnosis and management of hyperthyroidism and other causes of thyrotoxicosis[J]. Thyroid:Official Journal of the American Thyroid Association,2016,26(10):1343-1421.

(贾 勍 卢秀波)

案例23 甲状腺乳头状癌

一、病历资料

(一)门诊接诊

1. 主诉 发现甲状腺结节2年。

2. 问诊重点 发现甲状腺内结节的时间、是否出现伴随症状、诊疗经过及治疗效果、既往病史及家族史等。

问诊结果

患者年轻男性，专业技术人员，既往体健，无高血压、心脏疾病、糖尿病、脑血管疾病病史；父母体健。2年前发现甲状腺结节，无声音嘶哑、饮水呛咳、局部压痛、吞咽困难、心悸、手颤、消瘦等伴随症状。3 d前至某中医院行甲状腺超声示甲状腺左叶实性结节伴砂砾样针尖样钙化（肿瘤可能性大 TI-RADS 分级:5级），右峡部不均质结节（结节性甲状腺肿可能性大，TI-RADS 分级:3级），左颈部下段4区多发淋巴结肿大（病理性淋巴结可能性大），未予治疗。因怀疑甲状腺乳头状癌前来就诊。自发病以来，食欲正常，体重无减轻。

3.思维引导　患者甲状腺彩超高度怀疑为恶性肿瘤。同时左侧颈部淋巴结异常肿大，考虑甲状腺癌淋巴结转移可能性大。结合彩超及颈部淋巴结穿刺活检术病理结果，明确病变性质。

(二)体格检查

1.重点检查内容及目的　检查颈部血管情况，气管是否移位，颈部是否可触及明显肿块、结节或肿大淋巴结，肿块及淋巴结的大小、形状、活动度、有无触痛。

体格检查结果

T 36.5 ℃，R 20 次/min，P 87 次/min，BP 125/80 mmHg。

患者颈软，无抵抗，颈动脉搏动对称，颈静脉无怒张，气管居中。甲状腺双侧叶未触及明显结节。颈部未触及明显肿大淋巴结。

2.思维引导　患者无明显症状及阳性体征，未见气管移位。

(三)辅助检查

1.主要内容及目的

(1)甲状腺彩超及超声引导下颈部淋巴结穿刺活检术:明确病灶大小、性质、病理类型、分期。

(2)心电图、心脏彩超:评估重要脏器功能。

(3)降钙素及癌胚抗原检查以鉴别髓样癌;喉镜评估喉返神经是否被肿瘤侵犯。

辅助检查结果

(1)降钙素及癌胚抗原:CT 6.48 pg/mL;CEA 2.17 ng/mL。

(2)甲状腺彩超:甲状腺双侧叶实性低回声结节(TI-RADS 分级:5级);左侧颈部肿大淋巴结(考虑淋巴结转移)(图3-4)。

(3)心脏评估:心电图提示正常，EF 64%，心内结构及功能未见明显异常。

(4)超声引导下颈部淋巴结穿刺活检术(左颈4区淋巴结):少许有不典型性的甲状腺滤泡上皮样细胞，提示甲状腺肿瘤细胞浸润/转移;甲状腺球蛋白>500.00 μg/L(图3-5)。

(5)喉镜检查:双侧声带活动可，闭合可。声门下未见明显异常。

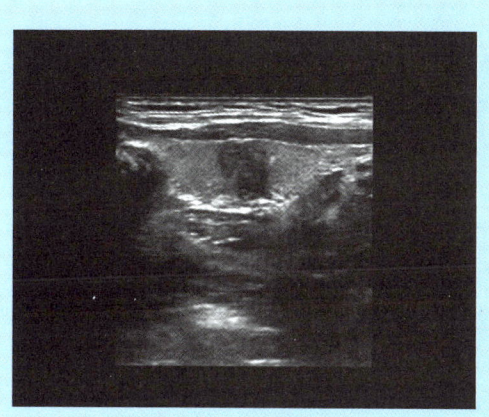

图 3-4 甲状腺彩超

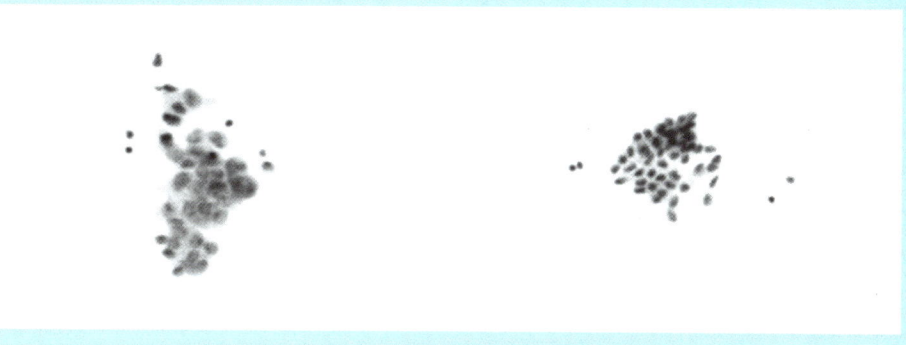

图 3-5 甲状腺癌颈部淋巴结病理

2. 思维引导 超声引导下颈部淋巴结穿刺活检术病理结果确诊甲状腺癌并颈部淋巴结转移；倾向乳头状癌诊断。无心肺功能障碍，无营养风险。

(四)诊断

1. 诊断 甲状腺乳头状癌，$cT_1N_{1b}M_0$，Ⅰ期。

2. 思维引导 患者为Ⅰ期（TNM 分期）甲状腺乳头状癌，有颈部侧区淋巴结转移，无远处转移。治疗原则为以手术为主的综合治疗，包括放射性核素、TSH 抑制等治疗。须结合患者意愿，行手术治疗，于术后行放射性核素治疗。

二、治疗经过

(一)手术治疗

甲状腺癌的手术包括甲状腺本身的切除，以及颈部淋巴结清扫。

治疗经过

1. 术前准备 患者甲状腺癌，影像学显示未见远处转移，未出现肿瘤压迫及侵犯症状，术前不留置胃管，术前 8 h 禁食，术日手术前 4 h 禁饮水，术前即刻留置导尿管。

> 2. 手术经过
> (1) 静脉吸入复合麻醉,颈浅丛可行神经阻滞。
> (2) 手术探查:颈部为中心消毒,胸锁关节上一横指做低弧形切口,长约10 cm,依次切开皮肤、皮下各层、颈阔肌层,沿颈阔肌深面游离皮瓣并悬吊,沿颈白线打开带状肌,分离暴露甲状腺组织,双侧甲状腺内各注射纳米炭0.1 mL,左侧甲状腺可触及大小约10 mm×10 mm结节,质硬,突破包膜,侵犯气管壁,右侧甲状腺可触及大小约5 mm×5 mm结节,质硬,边界清,左侧颈部Ⅱ、Ⅲ、Ⅳ、Ⅵ区及右侧颈部Ⅵ区可触及数个肿大淋巴结。
> (3) 双侧甲状腺全部切除术+颈部中央区淋巴结清扫术:超声刀离断左侧甲状腺上极组织及血管,双重结扎,将甲状腺提起,分离暴露喉返神经,妥善保护,保留左上下甲状旁腺,腺叶切除左侧甲状腺至气管旁,同法切除右侧甲状腺。超声刀清扫双侧颈部Ⅵ区肿大淋巴结,整体移除标本,检查标本未发现甲状旁腺组织,送快速病理检查,结果回示双侧甲状腺乳头状癌。
> (4) 左侧颈部Ⅱ、Ⅲ、Ⅳ区淋巴结清扫术:打开左侧带状肌与胸锁乳突肌间隙,保留左侧颈总动脉、颈内静脉、迷走神经、副神经、膈神经、颈横动脉、舌下神经,超声刀清扫左侧颈部Ⅱ、Ⅲ、Ⅳ区肿大淋巴结,整体移除标本,送常规病理检查。
> 3. 术后管理
> (1) 术后留置颈部引流管2 d,观察无活动性出血且引流量较少,即拔除;早期下床活动;早期经口饮水,清淡进食。
> (2) 术后2 d患者引流量较少,拔除颈部引流管,拔管后继续观察1 d,出院。

思维引导:手术是甲状腺乳头状癌治疗的中心环节,理想的手术方式是根据患者具体情况评估淋巴结转移范围,行择区性颈淋巴结清扫术。该患者双侧甲状腺结节均怀疑为恶性,所以手术范围应为双侧甲状腺全部切除。左颈Ⅳ区淋巴结穿刺病理结果证实为甲状腺肿瘤细胞转移。所以淋巴结清扫范围应为左侧颈部Ⅱ、Ⅲ、Ⅳ区及颈部中央区。术后关注有无切口红肿、颈部肿胀、呼吸困难、四肢麻木,警惕术后出血、感染、喉头水肿、低钙等并发症。

(二) 辅助治疗

1. 放射性碘治疗 术后放射性碘治疗可定位和治疗手术后残留的甲状腺组织和癌细胞,从而达到治疗目的。

> **术后病理**
> 病理分期:$pT_{4a}N_{1b}M_0$,Ⅰ期。肿瘤部位:甲状腺。肿瘤大小:左侧1.0 cm×1.0 cm×0.9 cm;右侧0.3 cm×0.3 cm×0.3 cm。组织学类型:乳头状癌。血管侵犯:无。神经侵犯:无。气管侵犯:有。食管侵犯:无。
> 区域淋巴结转移:(左Ⅵ区)淋巴结可见转移癌(2/2);(右Ⅵ区)淋巴结未见转移癌(0/4);(左颈Ⅱ、Ⅲ、Ⅳ区)淋巴结可见转移癌(6/24)。

(1) 辅助治疗方案:甲状腺术后停服甲状腺素片4~8周后,给予100~200 mCi剂量。

> **^{131}I治疗方案**
>
> （1）^{131}I治疗时间：术后切口愈合良好，停服甲状腺素片并低碘饮食4～8周，多在术后4周开始。
>
> （2）^{131}I治疗剂量：175 mCi。

（2）辅助治疗期间管理：观察是否存在不良反应，包括如干眼症、结膜炎、嗅觉改变、味觉改变、恶心、呕吐、胃溃疡、肺炎、肺纤维化、骨髓抑制、白血病、血小板不足等。手术相关生活改变：低碘饮食，并停服甲状腺素片。

2. TSH抑制治疗　甲状腺全部切除者应终身服用甲状腺素片，以预防甲状腺功能减退及抑制TSH。不同复发危险度的患者，采取不同水平的TSH抑制治疗，并结合患者体质和药物耐受度来调整药物使用的剂量和疗程。

3. 思维引导　患者术后病理分期为Ⅰ期，合并气管侵犯及颈部侧区淋巴结转移危险因素，病理结果为甲状腺乳头状癌，所以应进行^{131}I治疗，术后TSH抑制目标在<0.1 mU/L。

（三）随访

规范随访，早期发现复发转移，尽早接受治疗；如出现甲状腺球蛋白异常升高，颈部出现异常肿大淋巴结等表现，及时进一步检查。随访内容包括详细问诊、体格检查、甲状腺彩超，必要时行超声引导下颈部淋巴结穿刺活检术。

三、思考与讨论

患者青年男性，发现甲状腺结节2年，复查甲状腺考虑甲状腺结节恶性并侧颈区淋巴结转移可能，完善超声引导下颈部淋巴结穿刺活检术，病理结果考虑甲状腺癌并颈部淋巴结转移，完善相关术前检查，充分评估患者病情，行双侧甲状腺全切及改良根治性颈淋巴结清扫术，手术顺利，术后病理为双侧甲状腺乳头状癌（$T_{4a}N_{1b}M_0$Ⅰ期），术后行^{131}I治疗，服用L-T_4，控制TSH<0.1 mU/L。该患者预后较好，但仍属于高危复发风险者，须规范术后治疗和随访，及时调整后续治疗方案，降低甲状腺乳头状癌复发率。

四、练习题

1. 甲状腺乳头状癌治疗手段有哪些？
2. 甲状腺乳头状癌术后^{131}I治疗指征有哪些？
3. 甲状腺乳头状癌如何确定手术方式？

五、推荐阅读

[1] 陈孝平，汪建平，赵继宗. 外科学[M]. 9版. 北京：人民卫生出版社，2018.
[2] 赫捷. 中国临床肿瘤学会（CSCO）分化型甲状腺癌诊疗指南2021[J]. 肿瘤预防与治疗，2021，34(12)：1164-1201.
[3] FILETTI S，DURANTE C，HARTL D，et al. Thyroid cancer：ESMO Clinical Practice Guidelines for diagnosis，treatment and follow-updagger[J]. Ann Oncol，2019，30(12)：1856-1883.

（王晓明　卢秀波）

第四章 乳腺外科

案例 24 乳腺纤维腺瘤、乳腺增生症

一、病历资料

(一)门诊接诊

1. 主诉 发现双乳肿块 1 天。

2. 问诊重点 乳腺纤维腺瘤大部分患者可无明显症状,多为自行触摸到乳房肿块,无触痛,质韧富有弹性,与周围组织边界清晰。乳腺增生患者可有与月经周期相关的乳房疼痛,可触及到多发性结节,可累及双侧乳房,可随月经周期性变化而增大、缩小或变硬、变软。问诊时应注意询问患者的月经生育史、既往史及家族史。

> **问诊结果**
>
> 患者年轻女性,22 岁,1 d 前无意中发现双乳肿块,左侧乳腺,约"蚕豆样"大小,位于左乳外上,边界清,活动度佳,右侧乳腺,约"蛋黄样"大小,位于右乳外侧,边界清,活动度佳,无局部红肿、发热、疼痛等不适。行乳腺彩超检查示双侧乳腺增生,双侧乳腺多发低回声结节(BI-RADS 分类:3 类)。自发病以来,精神好,食欲正常,体重无减轻。

3. 思维引导 患者为 22 岁年轻女性,符合乳腺纤维腺瘤好发人群,肿块边界清,活动度佳,乳腺彩超提示双侧乳腺增生,双侧乳腺多发低回声结节,对于肿块的良恶性判断还需要进一步进行体格检查及其他影像学检查。

(二)体格检查

1. 重点检查内容及目的 视诊,首先观察患者左右两侧乳房的形状有无差异以及有无病理性改变;然后对乳头进行观察,主要查看双侧乳头是否对称、有无回缩以及皮肤性状有无改变。触诊,患者取直立位,双手置于腰部,触诊时用指腹按照同心圆或放射状的方式触摸整个乳房。触诊范围上至锁骨,下至肋弓边缘,内至胸骨旁,外至腋中线,注意记录肿块的大小、所在方位、质地以及活动度;接下来对区域淋巴结进行触诊,注意记录可触及的淋巴结的数量、所在位置、大小以及性状。

体格检查结果

T 36.3 ℃,R 21 次/min,P 84 次/min,BP 130/75 mmHg。

患者营养良好,全身皮肤黏膜无黄染,浅表淋巴结未触及。双乳基本对称,双乳头居同一水平线,无内陷及湿疹样变。双乳皮肤无橘皮征、酒窝征。于左乳 2 点钟位置,距乳头 1 cm 处可触及一肿块,大小约 1.5 cm×1.5 cm,质韧,活动度可,边界清,无压痛。于右乳 9 点钟位置,距乳头 1 cm 处可触及一肿块,大小约 4.0 cm×3.5 cm,质韧,活动度可,边界清,无压痛。双腋下及锁骨上下未触及明显肿大淋巴结。

2.思维引导　经上述体格检查,患者无明显恶性体征,双乳肿块活动度好、质韧、边界清,可行乳腺钼靶及胸部 CT 等影像学检查明确诊断后确定治疗方案。

(三)辅助检查

1.主要内容及目的

(1)乳腺超声检查:明确肿块位置、大小、内部回声以及血流情况,腋窝淋巴结状况。

(2)乳腺钼靶检查:发现乳腺结构是否紊乱,还可发现钙化灶。

(3)胸部影像学 CT、心电图、心脏彩超:常规术前检查,用以评价患者心肺功能。

辅助检查结果

(1)血肿瘤标记物:AFP 1.47 ng/mL,CEA 1.78 ng/mL,CA125 10.40 U/mL,CA19-9 5.92 U/mL,CA15-3 5.66 U/mL,CA72-4 6.37 U/mL。

(2)乳腺超声:左乳 2 点钟位置乳头旁可及一大小约 14.4 mm×4.1 mm 的低回声结节,距皮 10 mm,边界清,内回声均匀,CDFI 示内未见明显血流信号;11 点钟位置可及一大小约 4.8 mm×2.3 mm 的低回声结节,距皮 10 mm,距乳头 9.7 mm,边界清,内回声均匀,CDFI 示内未见明显血流信号。右乳 9 点钟位置可及低回声结节,大小约 40 mm×15 mm,距皮 3.6 mm,距乳头 8 mm,边界清,内回声均匀,CDFI 示周边可及少量血流信号。诊断为双侧乳腺增生,双侧乳腺多发低回声结节(BI-RADS 分类:3 类)(图 4-1)。

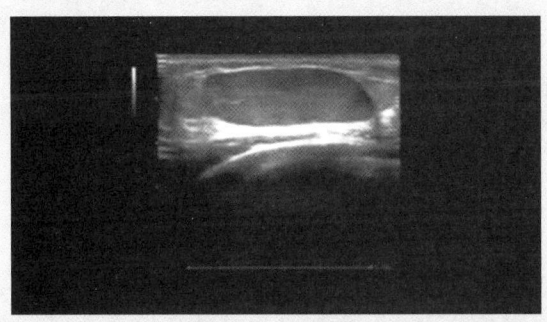

图 4-1　乳腺超声

(3)乳腺钼靶:双乳腺体增生、致密,呈多发类结节样改变,呈片样改变。右乳外上见局灶性非对称性改变。双侧腋下未见异常淋巴结。诊断为双侧乳腺增生。右乳外上非对称性改变。BI-RADS 分类:3 类(图 4-2)。

(4) CT 胸部平扫：双侧胸腔未见积液影及胸膜肥厚。右乳见低密度占位影，大小约 43.0 mm×15.4 mm。诊断为右乳肿块，请结合临床（图 4-3）。

(5) 心脏评估：心电图、心脏彩超均未见异常。

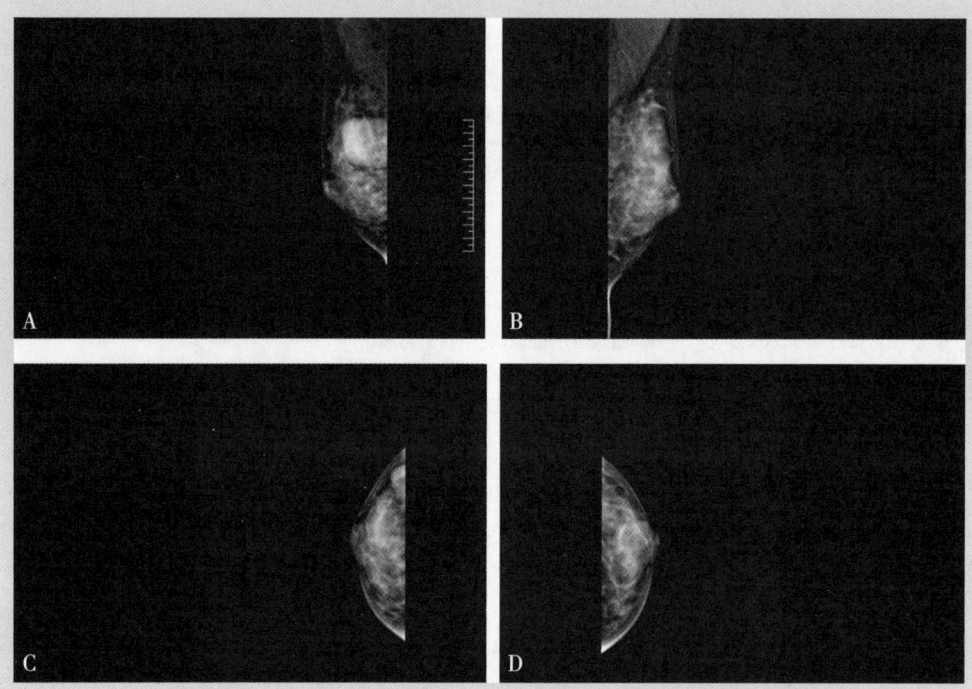

A. 右乳侧位 RCC；B. 左乳侧位 LCC；C. 右乳头脚位 RMLO；D. 左乳头脚位 LMLO

图 4-2　乳腺钼靶

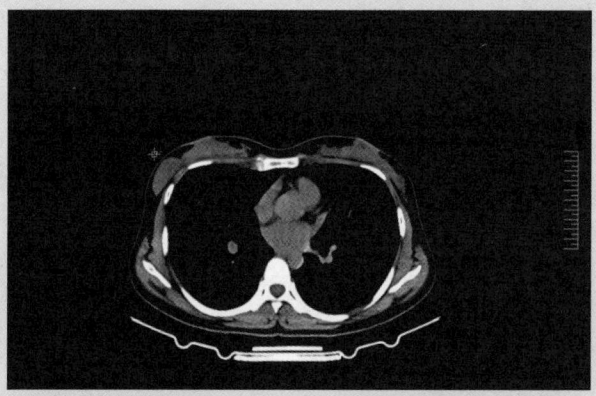

图 4-3　胸部 CT（标记处为肿块）

2. 思维引导　根据患者病史及影像学检查，可支持乳腺纤维腺瘤及乳腺增生的诊断，若要确诊还需要病理学检查结果。患者检验结果无异常，心肺功能良好，可行手术治疗。

(四) 诊断

1. 诊断　结合上述病史、查体、辅助检查结果，给出诊断：双乳乳房肿块。
2. 术前评估　患者术前诊断明确，无明显手术禁忌证。

二、治疗经过

(一)手术治疗

患者左乳为多发性结节,若选择传统开放式手术则对乳房形态影响较大,可选择微创旋切术,该术式切口微小,乳房不变形,美容效果好;右乳肿块体积较大,而且纤维腺瘤有易复发的特点,因此传统开放式手术可更彻底清除病灶。

治疗经过

1. 术前准备 根据肿块的大小与位置确定切口位置。
2. 手术经过

(1)患者取平卧位,全身麻醉成功后,垫高双肩胸侧部,左上肢外展90°固定,充分暴露腋后线,术前再次探查病变位置,切口划线标记,常规消毒铺巾。

(2)取右乳外侧弧形切口,长2.5 cm,依次切开皮肤、皮下组织、浅筋膜至腺体表面,探及腺体中一个质韧肿块,钳夹肿块,沿其与周围正常腺体交界处外约0.5 cm将肿块完整切除,大小约4 cm×3 cm,剖视标本,切面苍白质韧。标本送快速病理:结果回示(右乳肿块)纤维腺瘤。创面彻底止血,清点器械敷料无误后,切口逐层缝合。

(3)结合患者入院时乳房彩超结果予以B超探查,发现肿块数目5个,位于左乳11点、4点位置各1个,2点位置各3个。拟将上述肿块完全切除。更换无瘤器械。再次消毒铺巾,以肾上腺素盐水局部浸润肿物周围,切口及旋切刀头穿刺路径。取左侧腋中线用11号手术刀作3 mm切口,将微创刀头由此穿刺进入,在B超引导下将刀头伸至肿物底部,利用刀头负压吸引及旋切功能将肿物分别切除至B超下肿物影像完全消失。取典型病变标本送快速病理,结果回示(左乳肿块)腺病伴纤维腺瘤。剩余标本送常规病理。退出刀头,消毒切口后予以无菌纱布纱块覆盖,用多层纱块在乳房表面压迫手术部位后绷带包扎。

3. 术后管理

(1)术后避免剧烈运动,饮食以高蛋白、低脂肪食物为主,禁食刺激辛辣食物,以免出现皮肤瘙痒,影响伤口愈合。

(2)术后第3天出院。

思维引导:患者左乳多发性结节,若采用常规手术方式进行切除,术后对乳房形状影响较大,因此采用微创旋切术对结节进行清除,患者术后效果较为理想,疼痛轻,可更好地保持乳房形态,患者满意度高。

术后病理

(1)左乳肿块:肉眼所见,灰白、灰黄条状组织一堆,大小共约1.5 cm×1.2 cm×0.3 cm(图4-4)。病理诊断,冰余组织示腺病伴纤维瘤(图4-5)。

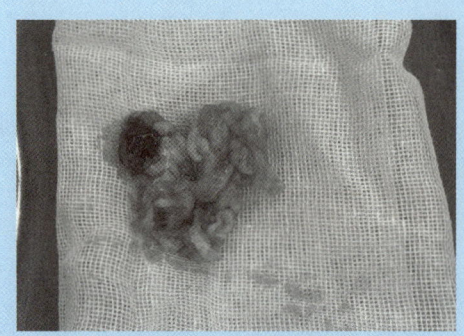

图 4-4 左乳切除组织

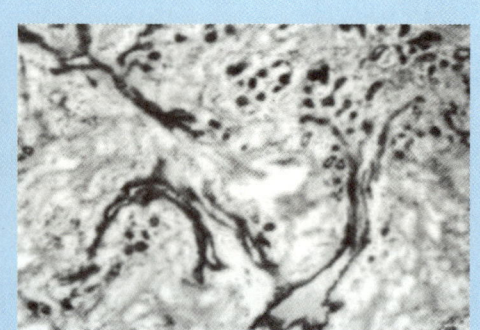

图 4-5 左乳切除组织病理

(2)右乳肿块:肉眼所见,灰红灰黄组织一块,大小约 3.8 cm×3.3 cm×1.5 cm,质韧(图 4-6)。病理诊断,冰余组织示纤维腺瘤(图 4-7)。

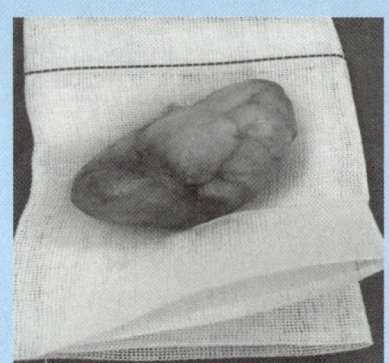

图 4-6 右乳切除肿块

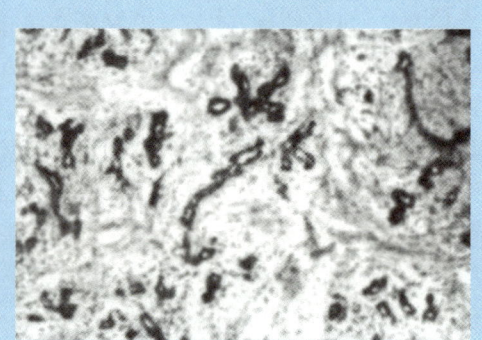

图 4-7 右乳切除肿块病理

思维引导:乳腺增生组织学特点为良性细胞学形态的上皮细胞增生,纤维间质减少,细胞核大小、形态、排列不一。乳房纤维腺瘤组织学特点为肿瘤边界清楚,由良性腺体和间质成分组成。

(二)随访

术后规律复查,建议每 3~6 个月规律复查乳腺彩超,必要时口服药物治疗乳腺增生。如肿瘤复发,可考虑再次手术。

三、思考与讨论

患者为 22 岁年轻女性,双侧乳腺肿块,经乳腺彩超、乳腺钼靶等影像学检查诊断为乳腺纤维腺瘤及乳腺增生症。患者左乳多发性结节,选择微创旋切术进行肿块切除,右乳选择常规肿块切除术,术中快速冰冻结果回示为乳腺纤维腺瘤及乳腺腺病。术后患者对手术效果较为满意。由于纤维腺瘤易复发,建议患者每半年进行一次复查。

四、练习题

1. 乳腺纤维瘤、乳腺增生症影像学检查有哪些特点?
2. 乳腺纤维瘤、乳腺增生症临床表现有哪些?
3. 乳腺纤维腺瘤术式如何选择?

五、推荐阅读

[1] 王永胜,吴炅,宋丽华.乳腺病学[M].5版.济南:山东科学技术出版社,2015.
[2] 马薇,金泉秀,吴云飞,等.乳腺增生症诊治专家共识[J].中国实用外科杂志,2016,36(7):759-762.

(张 乐 胡 荻)

案例25 乳头溢液

一、病历资料

(一)门诊接诊

1. **主诉** 左侧乳头溢液1周。
2. **问诊重点** 乳头溢液出现的时间、颜色、性状、溢液量的变化、单孔或多孔、是否伴随肿块、伴随症状、诊疗经过及治疗效果、既往病史、乳腺癌家族史等。

> **问诊结果**
>
> 患者中年女性,专业技术人员,既往体健,无精神类疾病服药史,无流产、引产史。1周前无意间发现左侧乳头单孔多量溢液,呈淡黄色浆液性、清亮,无红肿、疼痛,不伴发热。于当地医院就诊,行乳管造影检查提示乳腺导管扩张,导管内乳头状瘤?给予对症治疗(具体不详),效果不佳。转至上级医院查乳管镜提示考虑左乳导管内乳头状瘤,建议行手术治疗。

3. **思维引导** 乳头溢液颜色不同,风险性不尽相同。患者为左乳头单孔淡黄色溢液是最常见的一种溢液,几乎见于各种乳腺疾病,以乳腺增生症为多见,也有一部分为导管内乳头状瘤或乳腺癌。注意生理性因素、药物性因素、高催乳素血症及继发性病变导致的乳头溢液,结合个人史、既往史、垂体催乳素检验有助于进一步鉴别。

(二)体格检查

1. **重点检查内容及目的** 针对乳头溢液体格检查重点是视诊、触诊,这也是乳房查体的重要内容。通过视诊、触诊可获得溢液孔的数量,溢液颜色、性状等临床资料。视诊的内容包括:乳房形态;乳房皮肤表面的情况,乳房皮肤有无水肿、皮疹、溃破、酒窝征或"橘皮样"改变等;乳头、乳晕情况,乳头有无回缩、凹陷、糜烂及脱屑等,乳晕有无湿疹样改变等。触诊的内容包括:乳腺腺体,质地、有无不规则增厚、范围、结节感等;乳房肿块,肿块的位置、形态、大小、数目、质地、表面光滑度、活动度及有无触痛等;乳头溢液情况,乳头有无溢液,为自行溢出或挤压后而出、单侧或双侧、溢液的性状如何等;区域淋巴结情况,重点检查双侧腋下及锁骨上淋巴结。乳房查体的顺序一般是嘱患者取卧位,先视诊,再触诊;先触诊乳房再触诊腋下;以双手指腹,顺时针或逆时针全面触诊;必要时更换坐位,紧张胸大肌以观察肿块与胸肌之间的关系,查体时需要询问就诊时处于月经周期的哪个阶段,以判断具体情况。

体格检查结果

T 36.5 ℃,R 19 次/min,P 76 次/min,BP 115/75 mmHg。

患者一般情况良好,双乳对称,双乳皮肤无红肿、溃疡、皮疹、瘢痕、色素沉着,未见"橘皮征",双侧乳头无凹陷。左侧乳头单孔多量溢液,呈淡黄色浆液性,稍混浊。右侧乳头无明显溢液。左乳 3 点钟近乳头处可触及 1 枚肿块,大小约 1.0 cm×0.5 cm,质韧、边界清、活动度良好,右乳未触及明显肿块。双侧腋下及锁骨上未触及肿大淋巴结。

2. **思维引导** 经上述体格检查,左侧乳头单孔淡黄色溢液,左乳 3 点钟近乳头处可触及质韧肿块,提示左乳导管内乳头状瘤可能,须进一步行实验室检查及影像学检查,明确诊断。

(三)辅助检查

1. 主要内容及目的

(1)乳腺彩超、钼靶、磁共振、垂体泌乳素:明确病因、定位病灶。

(2)其余检查:评估重要脏器功能。

辅助检查结果

(1)血常规:WBC 4.59×10^9/L,N% 76.5%,RBC 4.04×10^{12}/L,Hb 132 g/L,PLT 185×10^9/L。

(2)垂体泌乳素:282.0 mIU/L。

(3)甲状腺功能:FT_3 4.230 pmol/L,FT_4 16.60 pmol/L,TSH 1.080 mIU/L。

(4)乳腺彩超:左乳导管扩张并其内低回声(BI-RADS 4A 类)(图4-8)。

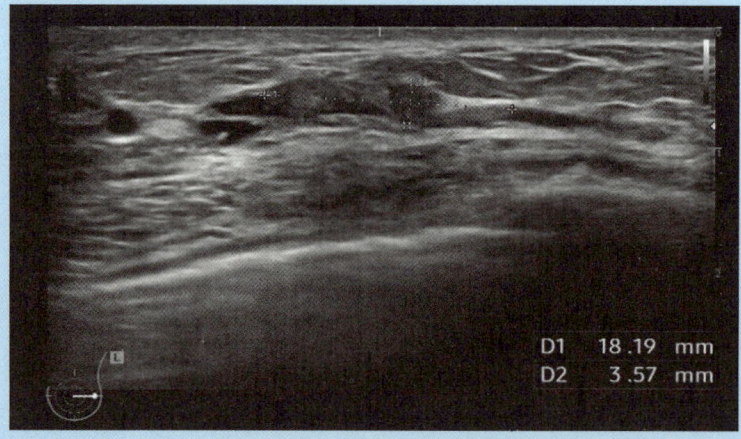

图4-8 导管内乳头状瘤超声

(5)乳腺增强磁共振:①左乳结节样强化与导管关系密切,BI-RADS 4 类;②双乳多发结节样强化,BI-RADS 3 类(图4-9)。

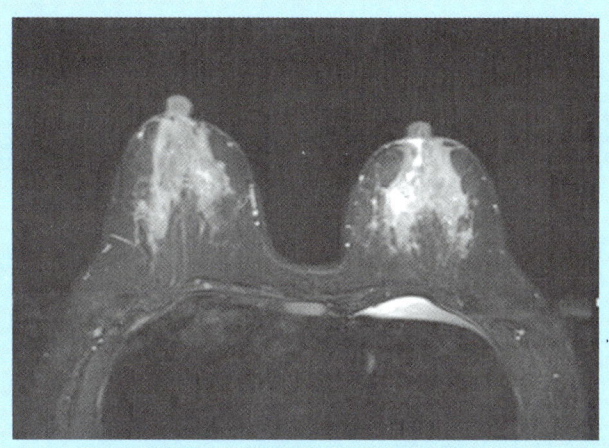
图4-9 导管内乳头状瘤磁共振

(6)乳腺钼靶:双乳钙化,BI-RADS 2类。
(7)心脏评估:心电图提示正常心电图,心脏彩超提示EF 70%。
(8)乳管镜:左乳导管内乳头状瘤?(亚甲蓝标记病变导管)。

2.思维引导　最常用的几种乳腺影像学检查方法,针对导管内乳头状瘤的特异性征象较少,根据我国国情和中国女性乳房的解剖特点,超声检查作为首选的影像学检查方法,必要时增加乳腺X线摄影和MRI来区分导管内乳头状瘤和其他类型恶性肿瘤。行乳管镜检查可明确病变导管位置。

(四)诊断

1.诊断　左侧乳腺导管内乳头状瘤? 左侧乳腺导管扩张,双侧乳腺结节,双乳钙化。
2.思维引导　患者诊断考虑导管内乳头状瘤,治疗方式为切除病变导管所辖乳腺区段。患者无重要脏器功能损伤,无营养风险,有手术指征。结合患者意愿,行乳腺区段切除。

二、治疗经过

(一)手术治疗

注射少量亚甲蓝标记病变导管及其分支导管,完全切除病变导管所辖腺体。

围术期管理

1.术前准备　患者术前乳管镜检查明确占位导管,留置定位硅胶管,术前不留置胃管、导尿管,不行肠道准备,术前8 h禁食,4 h禁水。

2.手术过程

(1)静脉吸入复合全身麻醉,术前自定位硅胶管注射0.1 mL亚甲蓝注射液,使病变乳管及腺体小叶蓝染。

(2)手术过程:取左乳外象限乳晕边缘做弧形切口约4 cm长,切口亦可以采取放射形。依层切开皮肤,分离手术区皮下脂肪,至腺体表面,游离皮瓣,在乳晕中央区域显露乳管,确认并显露蓝染乳管,分离蓝染乳管至乳头基底部,此时可触及乳管内占位,避开占位,钳双线结扎蓝染乳管近乳头侧并切断。循此蓝染乳管切除该乳管支配乳腺腺叶,切除目标腺叶。切除腺叶区段后不少患者在乳头乳晕后方造成深凹陷,需要间断缝合乳晕后方组织,利于愈合和美观。乳头基底皮下组织做荷包缝合,以使乳头呈耸立位置。然后依层缝合切口。可留置或不留置引流管。

3. 术后管理

(1) 患侧乳房切口盖厚层敷料并用弹性胸罩或绷带压紧，留置创腔引流管 1~2 d 拔除；术后 6 h 可少量饮水，早期下床活动，并进流质软食，次日中午进普通清淡饮食。

(2) 术后创腔引流管拔出，饮食正常，病理结果提示导管内乳头状瘤（图 4-10），出院。

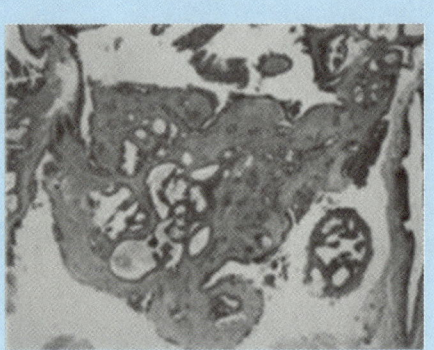

图 4-10　导管内乳头状瘤伴导管扩张

思维引导：对于伴有乳头溢液的中央型导管内乳头状瘤，建议行开放手术，应包括小叶切除或包括导管内病变在内的象限切除；周围型导管内乳头状瘤可行开放手术或空芯针活检/真空辅助乳腺活检（CNB/VABB）。有研究发现当导管内乳头状瘤伴有非典型性导管增生、非典型小叶增生或小叶原位癌时，乳头状瘤向乳腺癌的恶变率达 10%~41%，当然，除合并非典型病变外，导致恶变升级的因素还有诊断时年龄较大、同侧乳腺癌的存在、病变较大和绝经后状态。

(二) 随访

坚持规律规范随访，帮助早期发现复发，尽早接受治疗。本例为乳腺良性疾病，随访周期：术后 3 个月随访，如无异常，间隔 6 个月再次随访，随访内容包括详细问诊、体格检查、影像学（乳腺彩超、乳腺 X 线等）。

三、思考与讨论

患者发现乳头溢液 1 周，表现为单孔淡黄色浆液性溢液，考虑导管内乳头状瘤可能性大，根据其解剖位置和组织学特点，导管内乳头状瘤可分为中央型和周围型。中央型起源于大导管，通常位于乳晕下；与之相反，周围型则起源于终末导管小叶单位。导管内乳头状瘤多为中央型，周围型乳头状瘤仅占约 10%。中央型导管内乳头状瘤主要表现为单侧乳头溢液，常为血性或浆液性。部分患者经体检时发现可触及的乳腺肿块，肿块多数位于乳晕周围且压迫肿瘤区域，相应的乳头导管开口处常有血性或浆液性溢液。周围型导管内乳头状瘤通常较为隐匿，表现为乳头溢液或经影像学检查发现的乳腺肿块。两种类型的典型临床表现均为血性或浆液性乳头溢液，伴或不伴乳腺肿块。经乳管镜检查精确定位病变导管、病变距离乳头距离及具体方位。本例属于中央型，行常规开放性手术，术后病理证实为单纯导管内乳头状瘤，术后进行常规随访监测。

四、练习题

1. 乳头溢液的常见诱发因素有哪些？
2. 导管内乳头状瘤的常见检查手段有哪些？
3. 乳头溢液的常见颜色及各颜色的常见病有哪些？

五、推荐阅读

[1] WU D,SHI A P,SONG A L,et al. Clinical practice guidelines for intraductal papilloma:Chinese Society of breast surgery(CSBrS)practice guidelines 2021[J]. Chin Med J(Engl),2021,134(14):1658-1660.
[2] 中国研究型医院学会乳腺专业委员会中国女性乳腺癌筛查指南制定专家组. 中国女性乳腺癌筛查指南(2022年版)[J]. 中国研究型医院,2022,9(2):6-13.

（胡　荻　展翔宇）

案例26　乳腺癌

一、病历资料

（一）门诊接诊

1. 主诉　发现左乳肿块1月余。

2. 问诊重点　乳腺癌患者常以乳房无痛性肿块为首发症状至门诊就诊,应注意询问患者乳房皮肤有无红肿、发热等症状,需要与乳腺炎症相鉴别。同时需要询问是否曾合并疼痛,疼痛位置、范围,诱发及缓解因素,以及疼痛是否与月经周期及情绪变化等相关;是否伴有乳头溢液,溢液的颜色、量等;既往病史以及营养相关病史等。

> **问诊结果**
>
> 35岁女性。1月余前无意中发现左乳有一肿块,约"枣样"大小,质硬,边界不清,活动度差。无局部皮肤红肿,无疼痛,无乳头溢液,未治疗。1周前当地医院彩超示左乳实性肿块,BI-RADS 4类。发病来,饮食、睡眠正常,体重无减轻。
>
> 既往史及个人史无特殊,无乳腺癌及卵巢癌等家族史。

3. 思维引导　患者较年轻,病史较短,临床表现为无痛性乳腺肿物,近期乳房肿块无明显增大。临床中许多乳房疾病是以患者发现乳房肿块为首发症状就诊。一般年轻患者乳房肿块以乳腺增生与纤维瘤较为常见,哺乳期需要首先排除局部乳汁淤积和乳腺炎症。本病例患者早已停止哺乳,肿块近期才发现,初步可以排除乳汁淤积。发现肿块时局部皮肤未出现红、肿、热、痛等炎症表现,也可暂时排除炎症。此时体格检查和影像学检查有助于疾病的进一步诊断。

（二）体格检查

1. 重点检查内容及目的　乳腺检查是发现乳房肿块的重要环节,步骤和注意事项如下。

(1)体位要求:患者取端坐位或卧位,充分显露双乳以利于观察和触诊。

(2)视诊:观察乳房的发育情况,注意对称性、大小相似性以及皮肤变化如红肿、水肿、凹陷、破溃等。

(3)触诊:使用手指掌面而不是指尖进行触诊,按照规定的顺序对乳房各象限进行全面检查,注意肿块的大小、硬度、表面光滑程度、边界及活动度等。

(4)腋窝淋巴结检查:检查腋窝的淋巴结质地,是否肿大、压痛、融合、固定。

乳腺检查是早期发现乳腺癌的重要手段,临床医师需要掌握正确的检查方法和内容,以提高早期诊断的准确性。如果发现乳房肿块或其他异常,应及时进一步选择合适的检查方法来明确诊断。

> **体格检查结果**
>
> T 36.5 ℃,R 18 次/min,P 69 次/min,BP 127/72 mmHg。
>
> 双乳房对称,双乳头位于同一水平线,无凹陷,无溢液。双乳皮肤无红肿,无"橘皮样"改变,无局部静脉怒张,无手术瘢痕。左乳外上象限距离乳头 3.5 cm 处可触及一肿块,大小约 2.5 cm×2.0 cm,质硬,表面欠光滑,边界欠清,活动度欠佳。右乳未见异常。
>
> 左侧腋窝可触及一枚约 1.0 cm×1.0 cm 淋巴结,质韧,边界清,活动度可。右侧腋窝及双侧锁骨上区未触及肿大淋巴结。

2.思维引导 查体见左乳外上象限可触及一质硬肿块,边界欠清,活动度欠佳。左侧腋窝可触及一枚肿大淋巴结。考虑乳房肿块有恶性风险,进一步检查须结合乳房彩超、钼靶、磁共振和病理学检查以明确诊断与肿瘤分期,为下一步诊疗方案制订做准备。

(三)辅助检查

1.主要内容及目的

(1)乳腺彩超、钼靶、磁共振等检查:明确病灶性质、分期。

(2)其余检查:评估重要脏器功能。

> **辅助检查结果**
>
> (1)血常规:WBC $5.26×10^9$/L,N% 72.5%,RBC $4.18×10^{12}$/L,Hb 143 g/L,PLT $232×10^9$/L。
>
> (2)血肿瘤标志物:CEA 0.73 ng/mL,CA15-3 6.35 U/mL,CA125 8.15 U/mL。
>
> (3)乳房钼靶:左乳外上象限见高密度肿块影,边界较清,多发分叶,大小约为 21 mm×17 mm,周围有毛刺(BI-RADS 4级)(图4-11)。
>
> (4)乳房彩超:左乳外上象限可见一稍低回声团,大小约 21 mm×10 mm,形态不规则,边界欠清,回声欠均匀,CDFI 示团块内部可见丰富彩色血流信号,PW 测及动脉频谱,V_{max} 12 cm/s,阻力指数(RI)0.76。(BI-RADS 4c)左腋窝可见数个低回声团,其一大小约 12 mm×6 mm,边界清(图4-12、图4-13)。
>
> (5)乳房磁共振:左乳外上象限结节影,大小约 21 mm×10 mm×7 mm,不均匀强化,时间-信号曲线:平台型,距胸壁 10 mm,病变边缘毛糙并多发毛刺,临近腺体纠集、紊乱,左腋窝多发结节明显强化,较大者短径 8 mm(BI-RADS 4级)(图4-14)。
>
> (6)胸部 CT:左乳外象限实性占位,双肺散在斑片索条影,炎性病变可能。
>
> (7)乳房及腋窝空心针穿刺病理:(左乳肿块)浸润性癌,非特殊类型,组织学Ⅱ级。(左腋窝淋巴结)癌浸润/转移。免疫组化 ER 25%(+),PR 15%(+),HER2(3+),ki-67 60%(图4-15~17)。

(8)心脏评估:心电图、心脏彩超均未见明显异常。

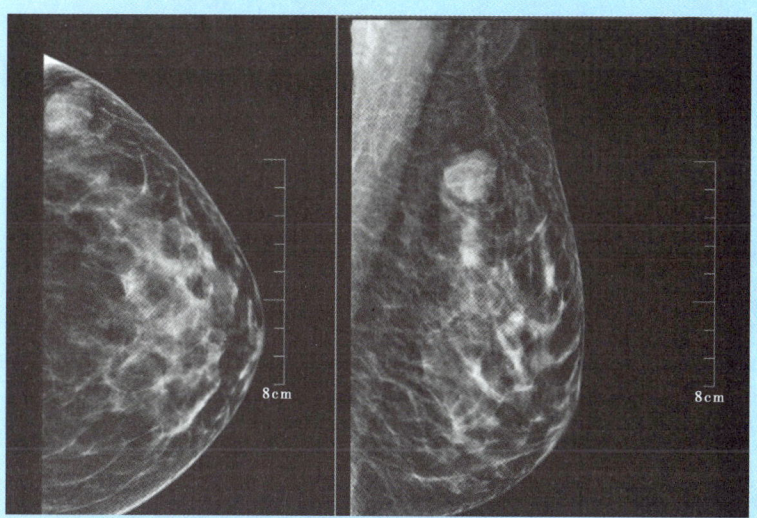

图 4-11　左乳钼靶

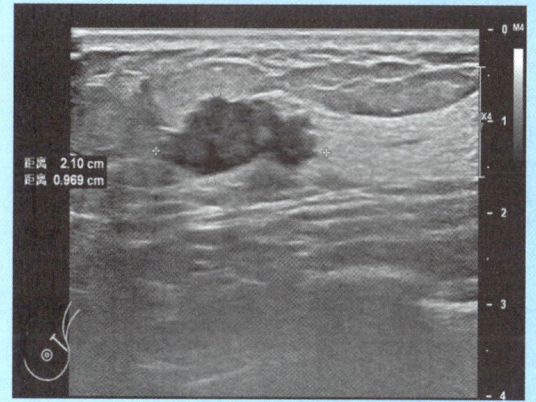

图 4-12　左乳肿块彩超

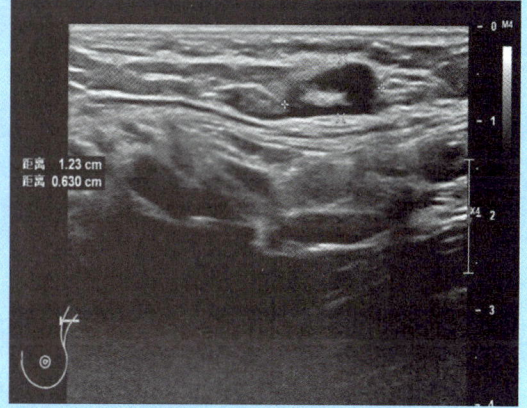

图 4-13　左腋窝淋巴结彩超

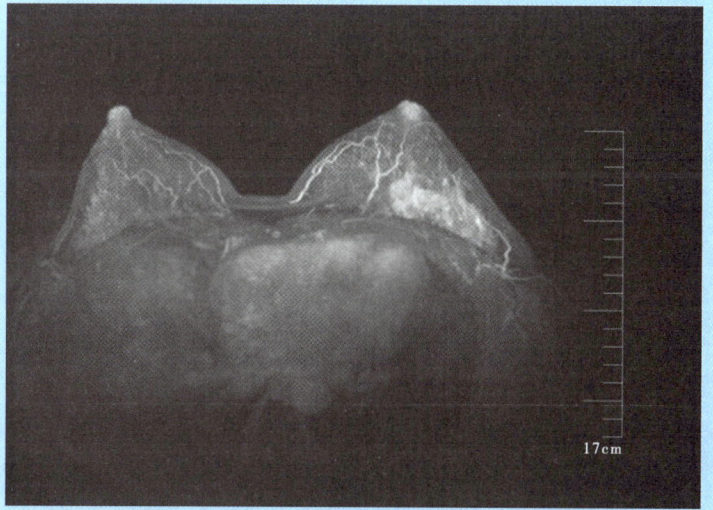

图 4-14　乳房磁共振

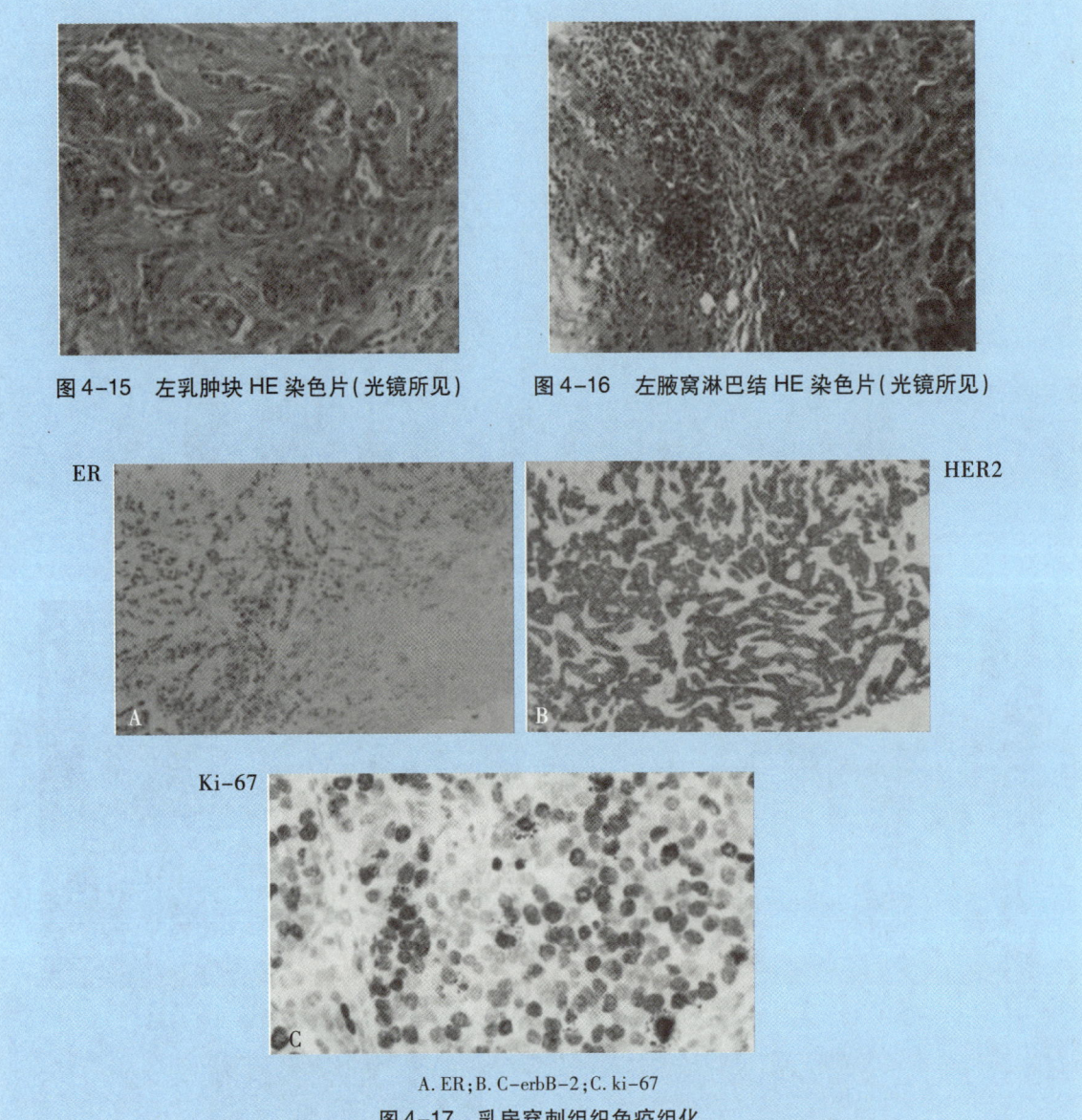

图 4-15 左乳肿块 HE 染色片（光镜所见）

图 4-16 左腋窝淋巴结 HE 染色片（光镜所见）

A. ER；B. C-erbB-2；C. ki-67
图 4-17 乳房穿刺组织免疫组化

思维引导：乳腺癌早发现、早治疗对患者的治愈率和生存率都很重要。常见的乳腺癌筛查方法包括临床乳腺检查、乳腺钼靶 X 线检查、乳腺超声检查和乳腺磁共振成像，通常会综合使用多种方法以提高检查阳性率。对于怀疑乳腺癌的患者，应进行乳腺超声和钼靶检查以明确肿块大小、形态和性质。对于年轻女性，可以考虑使用乳腺磁共振进一步明确诊断。

（四）诊断

1.**诊断** 左乳癌，$cT_2N_1M_0$，ⅡB 期；Luminal-B HER2 阳性型。

2.**思维引导** 根据患者的临床分期 $cT_2N_1M_0$，ⅡB 期，Luminal-B HER2 阳性型的特点，以下是一些建议的治疗方案。

（1）新辅助化疗：考虑进行术前新辅助化疗，以缩小肿瘤、降低分期，并评估治疗反应情况。

（2）手术治疗：结合患者的意愿和病情，可以选择保乳手术或乳腺癌改良根治手术。保乳手术适用于肿瘤体积适中、位置合适的患者，而乳腺癌改良根治手术适用于肿瘤较大或位置不适合保乳的患者。

（3）放射治疗：对于腋窝淋巴结转移或保留乳房手术的患者，通常需要进行术后放疗，以减少局部复发的风险。放射治疗可以通过外照射或内照射的方式进行。

（4）靶向治疗：由于 Luminal-B HER2 阳性型乳腺癌过度表达 HER2，靶向治疗是重要的治疗手段。可以考虑使用 HER2 单克隆抗体药物等。

（5）内分泌治疗：乳腺癌多数为雌激素依赖性，内分泌治疗是重要的治疗手段。根据 ER（雌激素受体）和/或 PR（孕激素受体）表达情况，可以选择使用雌激素受体调节剂、雌激素合成酶抑制剂等药物。

除上述治疗方案外，还可考虑免疫治疗、中医药及营养对症治疗等综合治疗措施。具体治疗方案应由医生根据患者的具体情况来制订，并与患者充分沟通和共同决策。

二、治疗经过

（一）手术治疗

1. 术前新辅助化疗适应证 满足以下条件之一者可选择术前新辅助药物治疗：①肿块较大（>5 cm）。②腋窝淋巴结转移。③HER2 阳性。④三阴型。⑤有保乳意愿，但肿瘤相比乳房体积比例较大难以保乳者。

新辅助化疗+靶向治疗方案

新辅助化疗+靶向治疗：TCbHP 方案 6 个周期（化疗+双靶向），疗效评价 PR。

多西他赛（75 mg/m²）第 2 天用药，3 周 1 次。

卡铂（AUC=6）第 2 天用药，3 周 1 次。

曲妥珠单抗，首剂 8 mg/kg，序贯 6 mg/kg 第 1 天用药，3 周 1 次。

帕妥珠单抗，首剂 840 mg，序贯 420 mg 第 1 天用药，3 周 1 次。

患者新辅助化疗前及 6 个周期新辅助化疗后影像学检查（彩超、磁共振、钼靶）对比图（图 4-18～20）。

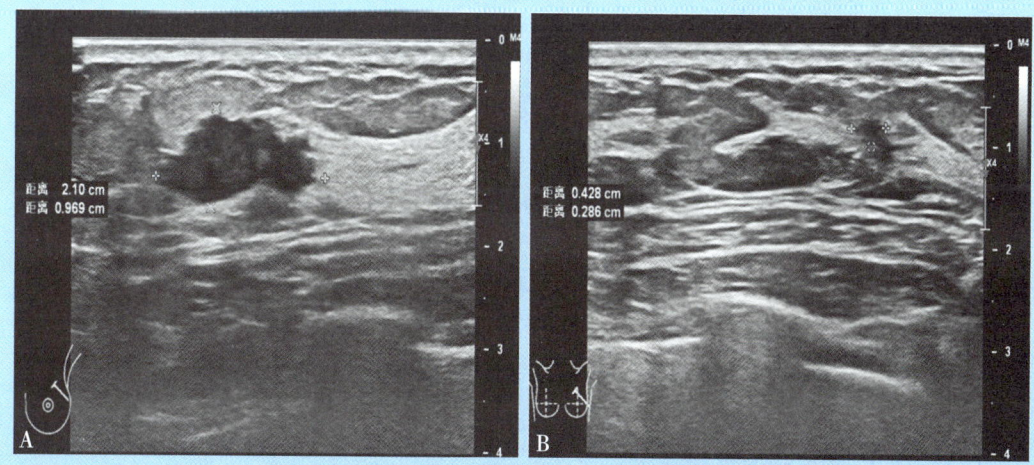

A. 化疗前；B. 化疗后

图 4-18 化疗前后超声对比

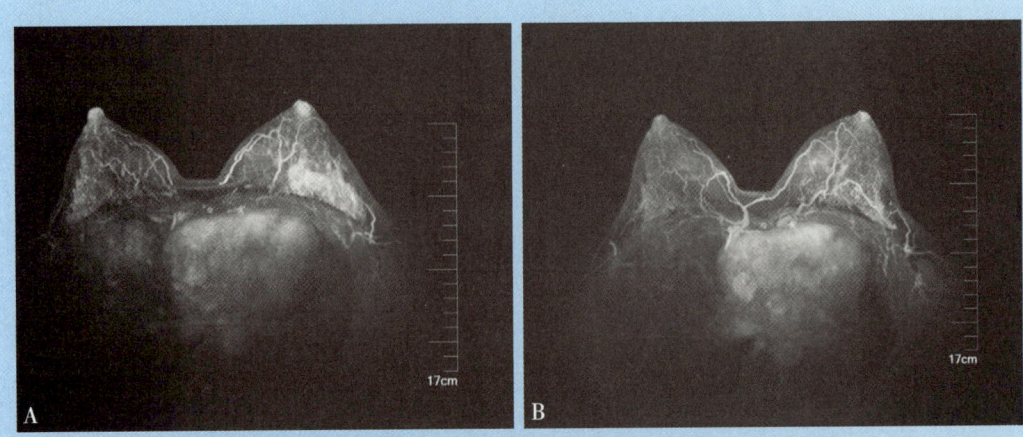

A. 化疗前；B. 化疗后

图 4-19　化疗前后磁共振对比

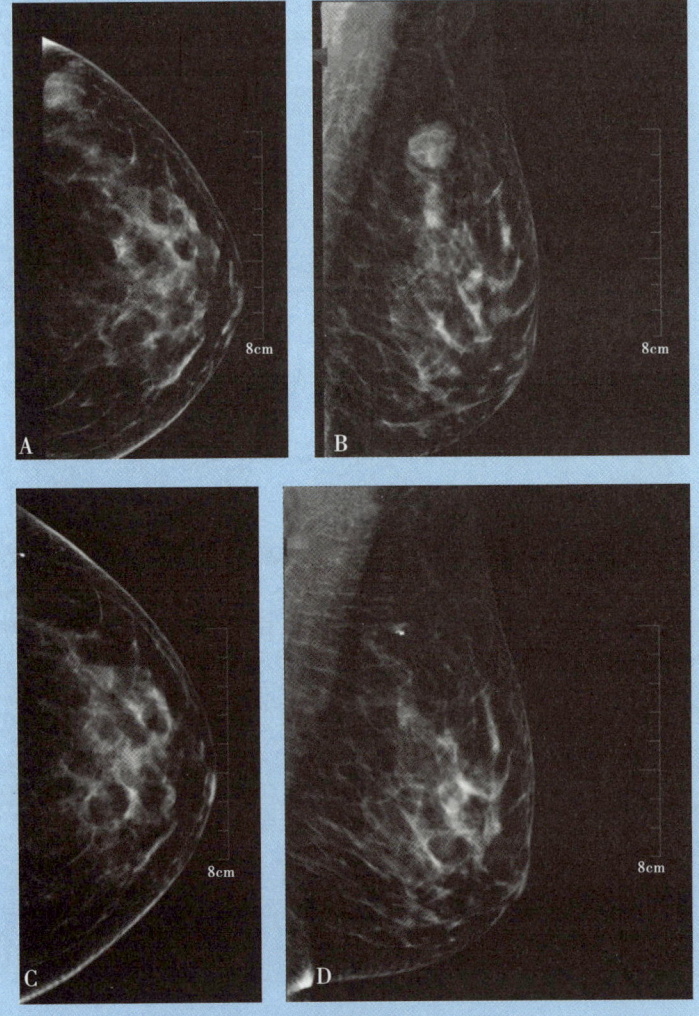

A：化疗前钼靶左乳 CC 位；B：化疗前钼靶左乳 MLO 位；C：化疗后钼靶左乳 CC 位；D：化疗后钼靶左乳 MLO 位

图 4-20　化疗前后钼靶

2. 手术方式 全麻下行保留乳房左乳癌根治术。

3. 思维引导 浸润性乳腺癌的手术包括处理原发灶和腋窝淋巴结。原发灶处理可以行肿瘤扩大切除（保乳手术）或乳房切除；腋窝处理可以行前哨淋巴结活检或腋窝淋巴结清扫。具体的手术方式应根据乳腺癌的分期、部位、辅助治疗条件和随访条件等因素来确定。总体趋势是在保证疗效的基础上尽量减少创伤，提高患者的生活质量，因此该患者保乳手术和前哨淋巴结活检是首选的手术方式。保乳手术需要进行详细的术前评估和术中操作，根据患者的情况来决定是否适合进行这种手术。手术后可能需要进行放射治疗等辅助治疗以降低复发风险。一些基层医院由于条件限制无法进行保乳手术或前哨淋巴结活检的，也可以选择乳腺癌改良根治术。

（二）辅助治疗

化学药物治疗、靶向治疗、放射治疗、内分泌治疗、中医药治疗等。

三、思考与讨论

患者为35岁年轻女性，乳房肿块质硬，边界不清，活动度差，同时腋窝可触及淋巴结。影像学评估有恶性可能。此时可通过穿刺活检病理学明确诊断良恶性。临床诊断采用TNM分级及分子分型。不同的期别与不同的分子分型治疗策略不同。该患者肿块直径超过2 cm，病理证实腋窝淋巴结癌转移，HER2:(3+)。诊断为左乳癌，cT2N1M0，ⅡB期；Luminal-B HER2 阳性型。该类型乳腺癌目前指南建议先行新辅助化疗+靶向治疗后再给予手术治疗。新辅助化疗+靶向治疗可缩小肿瘤、降低分期，并评估治疗反应情况。患者通过新辅助化疗+靶向治疗肿块明显减小，患者术前腋窝淋巴结转移，手术方式选用乳腺癌保乳房手术+腋窝淋巴结清扫术。术后需要放疗以降低局部复发几率。同时术前患者免疫组化ER:25%(+)且PR:15%(+)，后续可进行内分泌治疗。

四、练习题

1. 乳腺癌治疗手段有哪些？
2. 乳腺癌新辅助治疗指征有哪些？
3. 乳腺癌保乳术适应证和禁忌证有哪些？

五、推荐阅读

[1]陈孝平,汪建平,赵继宗.外科学[M].9版.北京:人民卫生出版社,2018.

（胡　荻　苗轲轲）

第五章　疝和腹壁外科

案例27　腹股沟疝

一、病历资料

（一）门诊接诊

1. **主诉**　发现右侧腹股沟突出可复性包块3月余。
2. **问诊重点**　腹壁包块为腹部外科常见症状，患者起病时间较短，症状稍轻，应注意询问包块部位、质地、是否可还纳、诱发及缓解因素、伴随症状、诊疗经过及治疗效果、既往病史、个人史及家族史等。

> **问诊结果**
>
> 患者青年男性，职员，既往无特殊病史；偶饮酒，不吸烟。3月余前无明显诱因发现右侧腹股沟突出包块，如指头大小，质软、无压痛，于咳嗽、站立时突出，平卧或用手按压时可还纳，无腹痛、腹胀、恶心、呕吐等症状，未治疗，后突出包块逐渐增大，且包块突出时伴有坠胀不适感。今为求进一步诊治，至医院就诊，门诊以"右侧腹股沟易复性疝"为诊断收入院。自发病以来，食欲正常，睡眠正常，大、小便正常，精神正常，体重无减轻。

3. **思维引导**　患者发现右侧腹股沟突出包块3月余。部位为右侧腹股沟区，包块如指头大小，于咳嗽、站立时突出，平卧或用手按压时可还纳，腹股沟易复性疝可能性较大；包块质软，无压痛，无腹痛、腹胀、呕吐等症状，可排除腹股沟嵌顿性疝；突出包块逐渐增大，说明病情进展；未去其他医疗机构诊治，入院后须仔细查体，进一步完善检查；大小便正常，说明患者无排尿困难、大便干结等腹股沟疝危险因素。

（二）体格检查

1. **重点检查内容及目的**　重点关注包块大小、质地、压痛，进行腹部触诊和听诊，初步判断疝的临床类型。

> **体格检查结果**
>
> T 36.5 ℃，R 86 次/min，P 22 次/min，BP 125/74 mmHg。
> 患者营养良好，全身皮肤黏膜无黄染。腹部平坦，无胃肠型。无压痛反跳痛，肝、脾肋缘下未

触及。移动性浊音阴性。肠鸣音正常,4 次/min。右侧腹股沟突出包块,直径约 5 cm,质软无压痛,于咳嗽、站立时突出,平卧或用手按压时消失,右侧外环口可容 1 指余,左侧腹股沟及双侧睾丸未见明显异常。

2. 思维引导 经上述体格检查,腹股沟区包块于咳嗽、站立时突出,平卧或用手按压时消失,可诊断为易复性疝;包块质软、无压痛,可排除嵌顿性疝;腹部无压痛、反跳痛、肠鸣音亢进等,可排除绞窄性疝;睾丸未见明显异常,可排除睾丸鞘膜积液和隐睾症。

(三)辅助检查

1. 主要内容及目的
(1)腹股沟彩超:可进一步明确腹股沟疝的诊断。
(2)胸片、心电图和心脏彩超:可评估患者心肺功能。

辅助检查结果

(1)胸部正位片:心肺膈未见明显异常。
(2)心电图及心脏彩超:心电图示左心室高电压,心脏彩超提示 EF 62%,心内结构及功能未见明显异常。
(3)腹股沟彩超:于右侧腹股沟至阴囊上方可及一混合回声,范围约 58 mm×22 mm,疝环约 7.8 mm,与腹腔内容物相通,内可见肠管蠕动,加压后可还纳于腹腔内。左侧腹股沟未见明显异常回声。提示右侧腹股沟异常回声,考虑为腹股沟疝。

2. 思维引导 根据患者腹股沟彩超提示右侧腹股沟至阴囊上方可及一混合回声,与腹腔内容物相通,加压后可还纳于腹腔内,可判断为腹股沟易复性疝;超声提示左侧腹股沟未见明显异常回声,可基本排除左侧腹股沟隐匿性疝;胸片、心脏彩超正常,心电图提示左心室高电压,患者心肺功能较好。

(四)诊断

1. 诊断 右侧腹股沟易复性疝。
2. 思维引导 患者右侧腹股沟易复性疝诊断明确,治疗以手术为主。患者心肺功能可,无重要脏器功能损伤,具有手术指征;须结合患者意愿,可考虑行经腹腹膜前腹股沟疝修补术或开放 Lichtenstein 修补术。

二、治疗经过

(一)手术治疗

成人腹股沟疝目前主要是行无张力修补术,即补片修补,将疝环覆盖,达到治愈的目的。

围术期管理

1. 术前准备 患者为右侧腹股沟易复性疝,术前检验检查结果未见明显异常,心肺功能可,术前不留置胃管,不行机械性肠道准备,术前禁饮食,术前不留置导尿管。

2. 手术经过 麻醉成功后取仰卧位,常规皮肤消毒,铺无菌巾,脐孔穿刺,建立 CO_2 气腹至 15 mmHg,于脐孔上缘行 10 mm 戳孔置入镜头,双侧下腹部行 5 mm 戳孔置入操作器械。探查见右侧疝缺损 3 cm,诊断为右侧腹股沟斜疝。在疝环上方自脐内侧韧带至髂前上棘弧形切开腹膜,分离腹膜前间隙,腹膜与后方的精索和输精管做超高位游离。分离腹膜前间隙范围:内侧超过中线并暴露耻骨膀胱间隙,外侧至髂前上棘和髂腰肌,上方超过弓状缘至少 2 cm,下方精索成分"腹壁化",选择 9 cm×15 cm 的补片,修剪后植入腹膜前间隙,覆盖右侧耻骨肌孔,用 3-0 可吸收线缝合关闭腹膜。关闭切口。手术顺利,术中出血少,血压稳定,术后患者生命体征平稳,麻醉清醒后安返病房监护室。

3. 术后管理 术后 6 h 可经口饮水,术后第 1 天下床活动,进无渣流食,少量补液。术后第 2 天切口换药,小便畅,予出院。

思维引导:手术是腹股沟疝治疗的中心环节,也是外科学研究重点。对于年轻患者、双侧腹股沟疝及疼痛敏感的患者可选择腹腔镜修补;男性巨大疝、阴囊疝可考虑行开放手术修补;不能耐受全身麻醉的患者,可选择在局麻下行开放手术;对于复发疝可选择与前次手术不同入路的方式。

(二)非手术治疗

对于年老体弱或伴有其他严重疾病而禁忌手术者,可使用疝托。白天在回纳疝内容物后,将疝托的软压垫对着疝环顶住,阻止疝块突出。长期使用疝托可使疝囊颈经常受到摩擦变得肥厚坚韧而增加疝嵌顿的发生率,并有促进疝囊与疝内容物发生粘连的可能。腹腔镜腹股沟疝修补术中,若为较大的直疝,术后可常规佩戴疝托 2 周,以防止血清肿形成。

(三)随访

患者如无特殊不适,无需随访。若出现血清肿、慢性疼痛、疝复发、迟发性补片感染等情况,须门诊复查,行彩超检查,必要时行腹部 CT;血清肿可针刺抽吸后,疝托加压;慢性疼痛可先行口服药物或神经阻滞,仍不缓解,可考虑行手术探查;复发若为影像学检查所证实,可考虑手术,须避开前次手术路径,如前次手术为开放手术,本次可行腹腔镜手术,反之亦然。

三、思考与讨论

患者青年男性,发现右侧腹股沟突出可复性包块 3 月余,右侧腹股沟突出包块,直径约 5 cm,质软无压痛,于咳嗽、站立时突出,平卧或用手按压时消失,右侧外环口可容 1 指余,左侧腹股沟及双侧睾丸未见明显异常。青年男性,查体时应查看对侧腹股沟区和睾丸,有无隐匿性疝,或合并睾丸鞘膜积液、隐睾等情况。青年男性的腹股沟易复性疝,优先选择腹腔镜修补还是开放修补。应考虑在腹腔镜的术式选择上,经腹腹膜前和完全腹膜外修补哪种更为合理;腹腔镜手术中对于输精管和精索血管的保护,有何操作技巧。腹腔镜修补术后腹股沟区肿胀,应考虑哪些可能,如何处理。

四、练习题

1. 腹股沟疝的临床类型?
2. 腹股沟疝的鉴别诊断?
3. 腹股沟疝的手术方式有哪些?

五、推荐阅读

[1] 张启瑜. 钱礼腹部外科学[M]. 2 版. 北京:人民卫生出版社,2017.

[2] 汤森德,比彻姆,埃弗斯,等.克氏外科学:第20版[M].陈孝平,刘玉村,编译.影印中文导读版.长沙:湖南科学技术出版社,2020.
[3] 中华医学会外科学分会疝与腹壁外科学组,中国医师协会外科医师分会疝和腹壁外科医师委员会.成人腹股沟疝诊断和治疗指南(2018年版)[J].中华胃肠外科杂志,2018,21(7):721-724.
[4] 中华医学会外科学分会疝与腹壁外科学组,中华医学会外科学分会腹腔镜与内镜外科学组,大中华腔镜疝外科学院.腹腔镜腹股沟疝手术操作指南(2017版)[J].中华疝和腹壁外科杂志(电子版),2017,11(6):401-406.

(王殿琛　符　洋)

案例28　脐　疝

一、病历资料

(一)门诊接诊

1. **主诉**　发现脐部突出可复性包块25 d。
2. **问诊重点**　腹壁包块为疝和腹壁外科疾病常见症状,患者起病时间短,症状轻,应注意询问包块部位、质地、是否可还纳、诱发及缓解因素、伴随症状、诊疗经过及治疗效果,既往病史、个人史及家族史等。

> **问诊结果**
>
> 患者青年女性,职员,既往无特殊病史,不饮酒,不吸烟。25 d前体检时发现脐部突出包块,如拇指头大小,质软、无压痛,于咳嗽、站立及弯腰时突出,平卧时可还纳,站立干活较多时可伴腹痛,程度较轻,可忍受,无腹胀、恶心、呕吐、心慌、胸闷等症状,未治疗。今为求进一步诊治,前来就诊,门诊以"脐疝"收入科。自发病以来,食欲正常,睡眠正常,大、小便正常,精神正常,体重无减轻。

3. **思维引导**　患者发现脐部突出可复性包块25 d。部位为脐部,包块如拇指头大小,于咳嗽、站立时突出,平卧时可还纳,易复性脐疝可能性较大;包块质软,无压痛,无腹痛、腹胀、呕吐等症状,可排除嵌顿性脐疝;未去其他医疗机构诊治,入院后须仔细查体,进一步完善检查;大小便正常,说明患者无排尿困难、大便干结等腹壁疝危险因素。脐疝多见于中年经产妇女,常主诉脐部不适和疼痛。孕妇或肝硬化腹水者,如伴发脐疝,有时会发生自发性或外伤性穿破。

(二)体格检查

1. **重点检查内容及目的**　通过检查突出包块的大小、质地,是否有压痛,以及腹部触诊和听诊来初步判断疝的临床类型,是易复性疝、难复性疝、嵌顿性疝还是绞窄性疝。

> **体格检查结果**
>
> T 36.5 ℃,R 22次/min,P 76次/min,BP 105/76 mmHg。

患者营养良好,全身皮肤黏膜无黄染。腹部平坦,无胃肠型。无压痛、反跳痛,肝、脾肋缘下未触及。移动性浊音阴性。肠鸣音正常,4次/min。脐部可见一突出包块,大小约3 cm×3 cm,质软无压痛,于咳嗽、站立时突出,平卧或用手按压时消失,疝环口可容1指余。

2. 思维引导 经上述体格检查,脐部包块于咳嗽、站立时突出,平卧或用手按压时消失,可诊断为易复性脐疝;包块质软无压痛,可排除嵌顿性脐疝;腹部无压痛、反跳痛、肠鸣音亢进等,可排除绞窄性脐疝。

(三)辅助检查

1. 主要内容及目的
(1)脐部彩超:可进一步明确脐疝的诊断。
(2)胸片、心电图和心脏彩超:可评估患者心肺功能。
(3)中腹部CT平扫:进一步明确疝环大小及疝内容物。

辅助检查结果

(1)胸部正位片:心、肺、膈未见明显异常。
(2)心电图及心脏彩超:心电图正常,心脏彩超提示EF 62%,心内结构及功能未见明显异常。
(3)脐部彩超及中腹部CT平扫:脐部彩超于脐周可及一混合回声,范围约17 mm×12 mm,与腹腔内容物相通,通口处内径约5.8 mm,内似可见肠管蠕动,加压后可部分还纳于腹腔内。CDFI示肠壁之上可及动脉血流信号,提示脐周异常回声(考虑为脐疝可能)。中腹部CT平扫示肚脐腹腔内部分脂肪组织疝出,腹腔内未见积液影,腹腔未见肿大淋巴结。诊断意见为脐疝。

2. 思维引导 根据患者脐部彩超提示于脐周可及一混合回声,与腹腔内容物相通,加压后可部分还纳于腹腔内,可初步判断为脐疝;根据中腹部CT平扫提示肚脐腹腔内部分脂肪组织疝出,可诊断为脐疝;胸片心脏彩超、心电图正常,提示患者心肺功能较好。

(四)诊断

1. 诊断 脐疝。
2. 思维引导 患者脐疝诊断明确,治疗以手术为主。患者心肺功能可,无重要脏器功能损伤,具有手术指征;须结合患者意愿,可考虑行开放Sublay修补或腹腔镜脐疝修补术。

二、治疗经过

(一)手术治疗

脐疝的手术原则是切除疝囊,缝合疝环,必要时可重叠缝合疝环两旁的组织。

围术期管理

1. 术前准备 患者为脐疝,术前检验检查结果未见明显异常,心肺功能可,术前不留置胃管,不行机械性肠道准备,术前禁饮食,术前不留置导尿管。

2. 手术经过　麻醉成功后取仰卧位，常规皮肤消毒，铺无菌巾，取脐左侧弧形切口长约6 cm，逐层切开皮肤、皮下组织。分离疝囊约3 cm×4 cm并还纳，测量疝环口，直径约2 cm，诊断为脐疝。分离腹膜前间隙，将生物疝补片修剪后置于腹膜前间隙展平，补片周边缝合固定，2-0滑线缝合关闭疝环。查无出血，清点器械纱布无误，4-0可吸收线缝合皮下组织，钉皮器钉合皮肤。脐孔处压纱布，腹带加压包扎。术中出血少，手术顺利，血压稳定，术后患者生命体征平稳，麻醉清醒后安返病房监护室。

3. 术后管理　术后6 h可经口饮水，术后第1天平卧休息，适当补液；术后第2天下床活动，肛门排气后进无渣流食，少量补液；术后第3天切口换药，小便畅，予出院。

4. 外科换药　手术后无菌的伤口，如无特殊反应，3~5 d后第1次换药；如切口情况良好，张力不大，可酌情拆除部分或全部缝线，张力大的伤口，一般在术后7~9 d拆线；感染伤口，分泌物较多，应每天换药1次；新鲜肉芽创面，隔1~2 d换药1次；严重感染、置引流的伤口及粪瘘等，应根据其引流量的多少，决定换药的次数；烟卷引流伤口，每日换药1~2次，并在术后12~24 h转动烟卷，并适时拔除引流管；橡皮膜引流，常在术后48 h内拔除；橡皮管引流伤口，术后2~3 d换药，引流3~7 d后更换或拔除。

思维引导： 手术是脐疝治疗的中心环节，也是外科学研究重点。开放Sublay修补更符合腹壁的解剖和生理，腹腔内压力使补片紧贴于腹直肌鞘的后壁而不易移位，补片感染、异物感和术后疼痛的风险也相对较低，无须使用昂贵的防粘连补片，是较为理想的术式；腹腔镜脐疝修补术后疼痛轻，术后恢复快，住院时间短，切口远离脐部，切口感染发生率低，可进行腹腔镜其他联合手术，临床上也有一定的应用价值；对于复发脐疝可选择与前次手术不同入路的方式。

（二）非手术治疗

年老体弱或伴有其他严重疾病而禁忌手术者，可使用腹带。白天在回纳疝内容物后，用一大于脐环、外包纱布的硬物抵住脐环，然后腹带加压包扎。长期使用腹带加压可使疝囊颈经常受到摩擦变得肥厚坚韧而增加疝嵌顿的发生率，并有促进疝囊与疝内容物发生粘连的可能。脐疝缺损较大患者术前可给予2周左右的腹带加压包扎。脐疝修补术后应腹带加压包扎3个月，避免剧烈活动半年。

（三）随访

患者如无特殊不适，无须随访。若出现血清肿、慢性疼痛、疝复发、迟发性补片感染等情况，须门诊复查，行彩超检查，必要时行腹部CT；复发若为影像学检查所证实，可考虑手术，须避开前次手术路径，如前次手术为开放手术，本次可行腹腔镜手术，反之亦然。

三、思考与讨论

患者青年女性，发现脐部突出可复性包块25 d，脐部可见一突出包块，大小约3 cm×3 cm，质软无压痛，于咳嗽、站立时突出，平卧或用手按压时消失，疝环口可容1指余。对于青年女性，应考虑询问病史和查体时有哪些注意事项；腹部CT平扫是否必要；开放修补是否可选择组织缝合修补；若选择开放补片修补，Onlay修补和Sublay修补哪种更为合适；是否可选择腹腔镜腹腔内补片修补；脐疝修补术后有何注意事项。

四、练习题

1. 简述脐疝的临床类型。

2. 简述脐疝的鉴别诊断。
3. 脐疝的手术方式有哪些?

五、推荐阅读

[1] 张启瑜. 钱礼腹部外科学[M]. 2版. 北京:人民卫生出版社,2017.
[2] 汤森德,比彻姆,埃弗斯,等. 克氏外科学:第20版[M]. 陈孝平,刘玉村,编译. 影印中文导读版. 长沙:湖南科学技术出版社,2020.
[3] HENRIKSENL N A, MONTGOMERY A, KAUFMANN R. Guidelines for treatment of umbilical and epigastric hernias from the European Hernia Society and Americas Hernia Society[J]. Br J Surg, 2020,107(3):171-190.

(王殿琛　符　洋)

案例 29　腹壁切口疝

一、病历资料

(一)门诊接诊

1. **主诉**　发现腹部切口旁可复性肿块10年。
2. **问诊重点**　肿块大小、位置、疼痛、平卧后是否消失,排气排便情况及伴随症状,既往病史及营养情况等。

> **问诊结果**
>
> 老年女性,退休人员,经腹直肠癌切除术(DIXON术)后14年,术后规律治疗肿瘤稳定;心肌缺血4年余,间断口服"麝香保心丸、阿司匹林",控制平稳;无饮酒,无嗜烟;父母均自然死亡。10年前发现腹部耻骨上区、脐左侧及脐右下侧肿块,伴酸胀感及疼痛,咳嗽或站立式肿块明显突出,无红、肿、热、痛,平躺时缓解,按压时肿块可消失,不伴停止排气排便。至当地CT提示前腹壁两处切口疝,未给予治疗。发病以来,饮食、大小便正常,体重无减轻。就诊前阿司匹林已停用1周。

3. **思维引导**　患者直肠癌术后14年,腹壁切口周围发现可复性肿块10年,首先考虑腹壁切口疝,但不排除局部肿瘤复发、切口感染、肠梗阻等,须完善腹部增强CT和肠镜检查,从而有助于进一步鉴别。

(二)体格检查

1. **重点检查内容及目的**　切口疝的部位、大小、外形、周围皮肤情况,有无红、肿、热、痛;肿块质地,柔软或坚硬;是否可完全还纳入腹腔,有无触痛;触诊腹壁缺损边界,并测量疝环大小。

体格检查结果

T 36.7 ℃,R 16 次/min,P 79 次/min,BP 115/85 mmHg。

患者营养良好,全身皮肤黏膜无黄染,浅表淋巴结未触及。腹部平坦,下腹部可见陈旧性手术瘢痕,愈合良好,无腹壁静脉曲张,全腹无压痛,站立时腹部切口旁可触及3处可复性包块(图5-1),大小分别约4 cm×5 cm、3 cm×5 cm、7 cm×8 cm(图5-2),按压可还纳入腹腔,质地软,无触痛。肠鸣音正常,4 次/min。肛门及外生殖器无异常。

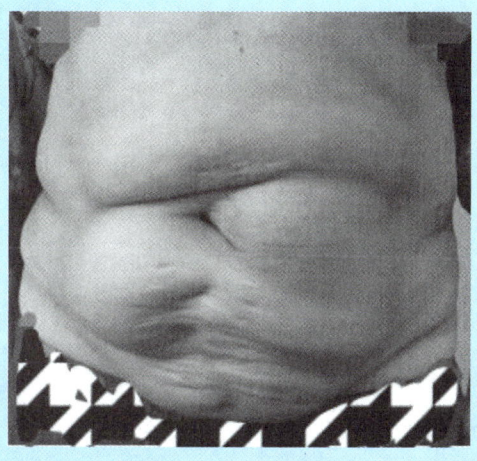

图5-1 站立时腹部

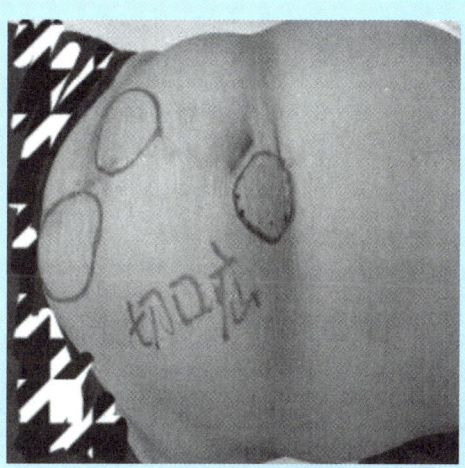

图5-2 平卧后腹部

2. 思维引导 经上述体格检查,腹部切口旁多处可复性肿块,无腹痛、腹胀、肠鸣音亢进等肠梗阻症状,无消瘦、食欲缺乏,无会阴区淋巴结肿大等恶性肿瘤复发或转移征象。直肠癌术后,肿瘤稳定。

(三)辅助检查

1. 主要内容及目的

(1)入院常规检验:了解患者一般情况,评估全身营养状况,计算术前BMI指标等。

(2)CEA、CA19-9、肠镜、腹部增强CT及腹壁彩超等:明确腹壁缺损大小,疝内容物性质,肿瘤术后情况。

(3)心电图,胸片等:评估重要脏器功能。

辅助检查结果

(1)血化验:Hb 135 g/L;CEA 1.95 ng/mL,CA19-9 16.58 U/mL,CA125 15.95 U/mL,AFP 1.80 ng/mL。

(2)肠镜检查:直肠癌术后,吻合口糜烂(图5-3)。

(3)胸、全腹部CT平扫+增强:下腹部多发腹壁疝;直肠癌术后(图5-4)。

(4)胸片:双肺纹理增多。

(5)心电图、心脏彩超:窦性心律;肢体导联QRS波低电压;左心室松弛功能减退(表5-1)。

(6)腹壁彩超:下腹部切口处皮下不均质回声(图5-5)。

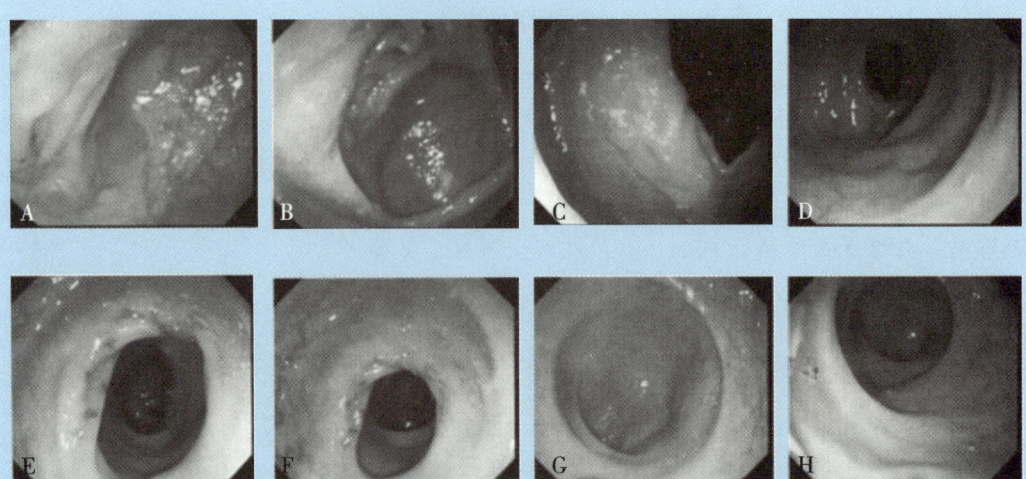

A.阑尾隐窝;B.回盲部;C.升结肠;D.横结肠;E.吻合口;F.吻合口;G.直肠;H.直肠

图5-3 肠镜

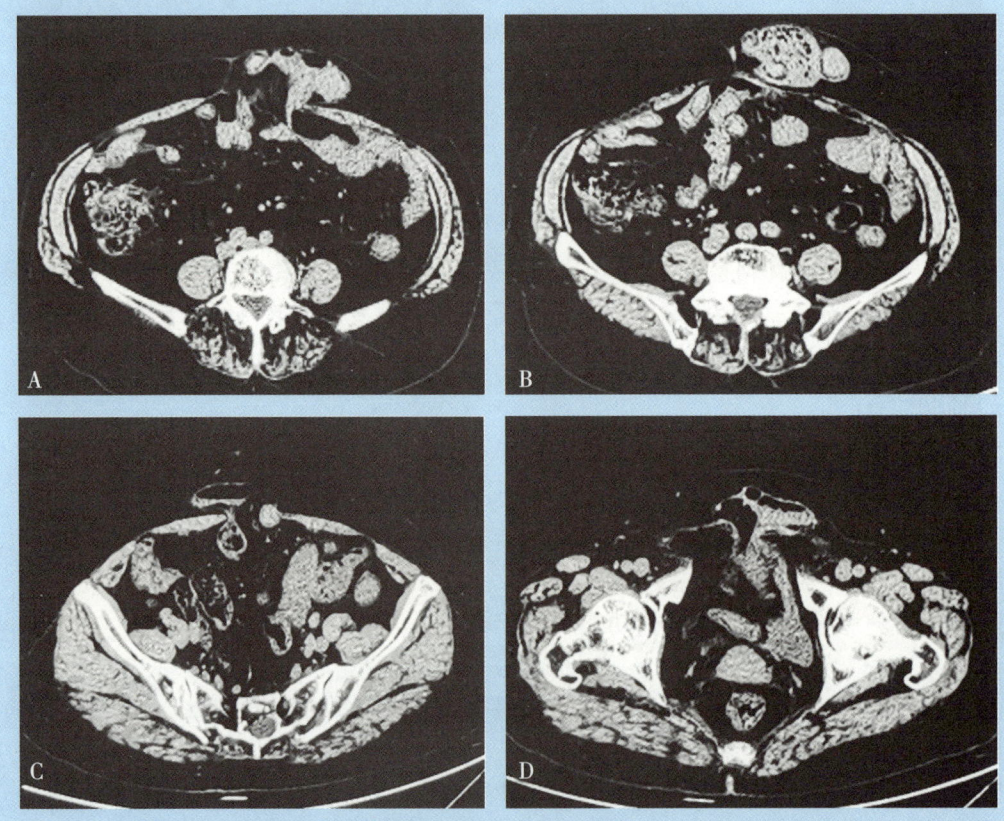

A.脐旁腹壁缺损;B.疝内容物为肠管;C.右下腹腹壁缺损;D.耻骨上腹壁缺损

图5-4 腹部CT

表 5-1 心脏超声结果

项目	数值	项目	数值	项目	数值
升主动脉内径	32 mm	主动脉窦部内径	25 mm	左房前后径	28 mm
右房左右径	36 mm	右房上下径	47 mm	肺动脉主干内径	20 mm
右室流出道内径	22 mm	右室内径	19 mm	室间隔厚度	9 mm
左室后壁厚度	9 mm	左室缩末内径	30 mm	左室缩末容积	35 mL
左室舒末内径	43 mm	左室舒末容积	83 ml	SV	48 mL
EF	58%	FS	30%	E/A<	1

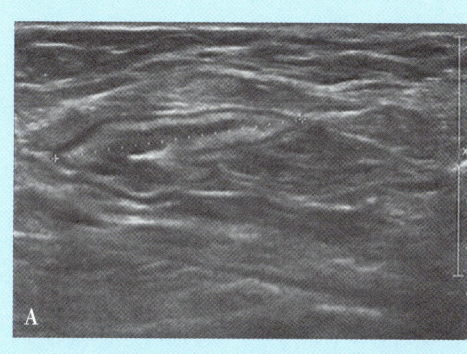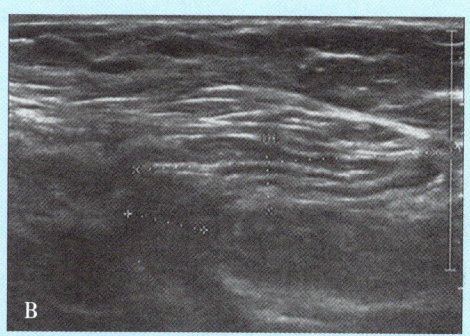

A.脐旁腹壁缺损；B.耻骨上腹壁缺损

图 5-5 腹壁彩超

2. 思维引导 根据患者腹部彩超提示下腹部切口旁不均质回声，与腹腔相通，加压可还纳，可初步判断为腹壁切口疝；腹部 CT 可见下腹部多处腹壁缺损，提示直肠癌术后，下腹部多发腹壁疝，未见肿瘤复发及转移，无肠管嵌顿，可排除直肠癌复发及肠梗阻；胸片提示双肺纹理增多；心电图提示窦性心律，肢体导联 QRS 波低电压；心脏彩超提示左室松弛功能减退，患者心肺功能可。

（四）诊断

1. 诊断 ①腹壁切口疝；②直肠癌术后。

2. 思维引导 患者腹壁切口疝，伴局部酸胀感及疼痛不适等症状；评估肿瘤稳定，无手术禁忌证，建议手术治疗。须结合患者意愿，可考虑腹腔镜下腹壁切口疝修补术或开腹腹壁切口疝修补术。

二、治疗经过

（一）手术治疗

腹壁切口疝修补手术包括游离粘连，修补缺损，置入补片，加强腹壁薄弱处，恢复腹壁功能，完成腹壁切口疝修补。

治疗经过

1. 术前准备 不留置胃管，肠道准备，术前 6 h 禁食，2 h 禁水，术前即刻留置导尿管。

2. 手术经过

（1）静脉吸入复合麻醉。

(2) 体位及穿刺孔(图5-6):平卧位,常规消毒铺巾。放置左侧肋弓做0.2 cm切口,建立气腹;远离腹壁缺损处置入10 mm观察孔,探查腹腔,直视下置入两个5 mm操作孔。

(3) 手术探查:腹腔无肿瘤转移,切口旁3处腹壁缺损,大小分别约4 cm×3 cm、3 cm×3 cm、6 cm×5 cm,网膜与周围有粘连。

(4) 腹腔镜下腹腔内网片修补术(IPOM)+部分腹膜前网片修补术(TAPE):剪刀钝、锐结合分离网膜及肠管粘连(图5-7),注意保护肠管,减少电凝止血,宁损腹壁不伤肠管,完成腹壁与肠管的完全游离后(图5-8),采用全层缝合关闭腹壁缺损(图5-9),分别于腹壁缺损处切0.2 mm小切口,多针间断透皮全层缝合关闭疝囊,置入补片(图5-10),铺平,螺旋钉固定补片(图5-11),查无活动性出血。置入腹腔引流管,清点器械纱布无误,缝合切口,结束手术。

(5) 术中患者生命体征平稳,出血少量,手术顺利,术后安返病房。

3. 术后管理

(1) 术后即刻腹带加压包扎,留置尿管1 d,麻醉苏醒后可下床排尿,即拔除;术后给予非甾体镇痛药为主的复合镇痛;早期下床活动;早期经口饮水,进无渣流食,进行补液、抗凝、肠外营养。

(2) 术后72 h排气,一周经口进食目标量60%,出院。

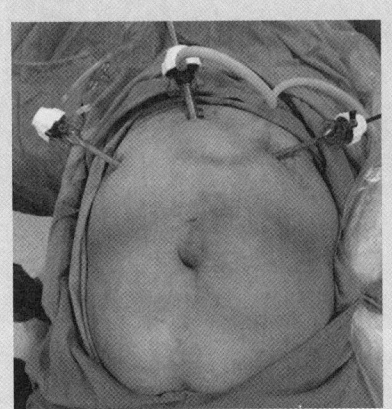

图5-6 穿刺孔

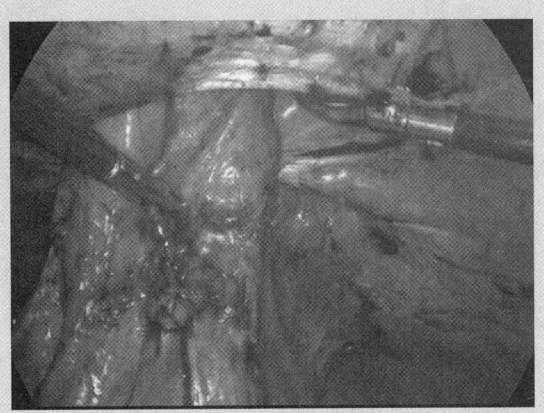

图5-7 肠管与腹壁粘连

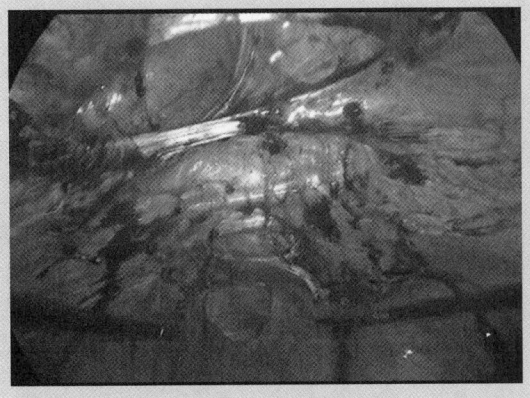

图5-8 腹壁缺损

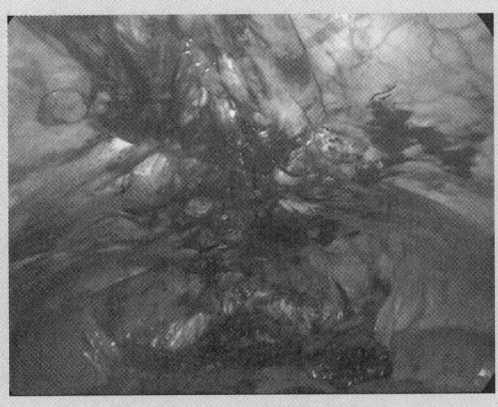

图5-9 关闭腹壁缺损

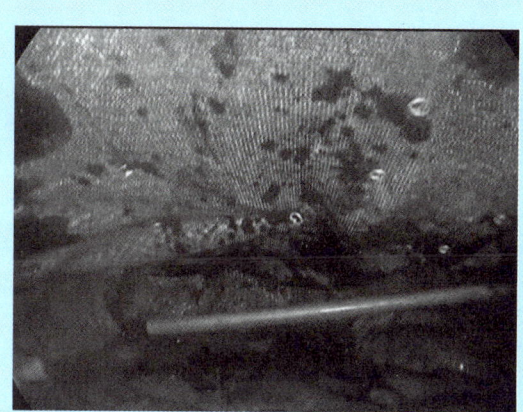
图5-10 置入补片

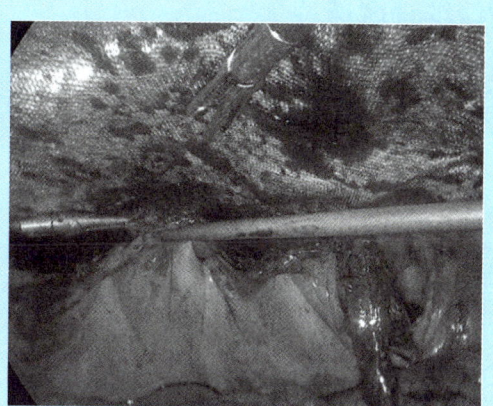
图5-11 固定补片

思维引导：手术是治愈腹壁疝的唯一方法，本例为直肠癌术后，下腹部多处腹壁切口疝，手术方案选择腹腔镜腹壁切口疝修补术，可探查腹腔，了解肿瘤情况，腹腔内修补可兼顾多处腹壁缺损，膀胱上区腹壁缺损采用部分腹膜前修补以保证膀胱的充盈功能。每个患者的腹壁缺损和病因均不相同，制订个体化手术治疗方案才能更好地完成手术并取得满意的疗效。

（二）辅助治疗

术后6个月的腹带加压，可以减少术后并发症的发生。

（三）随访

规律随访，帮助早期发现积液、补片感染、疝复发等并发症，尽早接受治疗。随访周期：1个月、3个月、6个月、1年、3年、5年，随访内容包括详细问诊、体格检查、影像学（腹壁彩超、腹部CT等）。

三、思考与讨论

患者发现腹部切口旁可复性肿块10年，既往直肠癌术后，肿瘤稳定；心肺功能可；查体和腹部CT均证实为腹壁切口疝，拟行手术治疗，首选腹腔镜下腹壁切口疝修补术，依据腹腔探查结果决定行IPOM+TAPE；二次手术腹腔粘连情况不确定，术前应做好备选手术方案：①杂交修补手术应常规和腹腔镜技术相结合进行修补；②开腹行腹膜前腹壁切口疝修补术（开放Sublay修补术）；最后放置腹腔引流管减少术区血清肿的发生，围术期贯彻术后加速康复理念，顺利出院。术后辅以专用腹带辅助加压包扎治疗，可以有效预防术后早期复发，减少腹壁张力对切口的影响，从而改善预后。

四、练习题

1. 腹壁切口疝的手术指征有哪些？
2. 腹壁切口疝的手术方式有哪些方法？
3. 腹壁切口疝腹腔镜治疗的循证医学证据有哪些？

五、推荐阅读

[1] 张启瑜. 钱礼腹部外科[M]. 2版. 北京:人民卫生出版社,2017.

[2] 汤森德,比彻姆,埃弗斯,等. 克氏外科学:第20版[M]. 陈孝平,刘玉村,编译. 影印中文导读版. 长沙:湖南科学技术出版社,2020.

[3] 中华医学会外科学分会疝与腹壁外科学组,中国医师协会外科医师分会疝和腹壁外科医师委员会. 腹壁切口疝诊断和治疗指南(2018年版)[J]. 中华疝和腹壁外科杂志(电子版),2018,12(4):241-243.

(郑 伟 张 辉)

第六章 血管外科

案例30 血栓性浅静脉炎

一、病历资料

(一)门诊接诊

1. 主诉 双下肢浅静脉迂曲扩张10年,局部疼痛伴肿胀4 d。
2. 问诊重点 下肢静脉迂曲扩张为下肢的常见病,多表现为静脉曲张、疼痛、肿胀等。患者病程呈慢性,近期病情加重,问诊时应注意病程中症状的特点、病情演变过程、诱发加重因素、诊治经过、治疗效果等。

> **问诊结果**
>
> 患者老年男性,长期务农,从事重体力劳动,高血压病史20年,糖尿病病史15年,无冠心病、肝病。无吸烟史,无嗜酒。患者于10年前双下肢出现静脉迂曲扩张突出于皮肤表面,不伴胸闷、心慌,下肢静脉曲张逐渐增多,肢体活动不受限制,由于不影响正常生活未行治疗。5个月前出现双下肢活动肿胀,伴有酸困、沉重,肿胀呈指陷性,晨轻暮重,休息后可稍缓解,至当地医院检查诊断为"双下肢静脉曲张",行药物治疗(所用药物未知),疗效不佳。4 d前静脉迂曲扩张程度加重,右下肢出现疼痛伴肿胀,未见好转来诊。

3. 思维引导 患者有长期站立、从事重体力劳动的职业因素,是下肢静脉功能不全的诱发因素;无腹壁静脉曲张,无下肢静脉血栓病史,非先天性出现的静脉畸形团,无局部葡萄球色素斑。患者出现下肢静脉迂曲扩张10年,无特殊不适,未给予特殊治疗,患者日常工作久站久坐较多,静脉曲张逐渐增加。5个月前出现双下肢肿胀,伴有酸困、沉重感,呈局部条索状红肿热痛。条索沿原静脉曲张处走行,局部红肿,考虑曲张静脉合并浅静脉血栓。患者下肢肿胀应注意心功能是否正常,是否下肢深静脉有血栓形成,可行双向多普勒超声,不仅能发现浅静脉系统中的血栓,还可以了解血栓是否蔓延到深静脉系统。除非为了排除深静脉血栓形成及下肢深静脉瓣膜问题可考虑必要时行深静脉造影,因为造影检查本身就是血栓性浅静脉炎的危险因素之一,最好待静脉炎好转,D-二聚体降低后完善下肢深静脉造影检查。

(二)体格检查

1. 重点检查内容及目的 患者下肢浅静脉迂曲扩张10年,下肢疼痛伴肿胀,静脉腔内血栓形成可能性大,应注意下肢体征。有无迂曲扩张突出于皮肤表面的静脉团;沿静脉走向部位有无条索样结构或结节。曲张静脉周围是否因炎症反应出现红、肿、热、痛；通过查体试验了解大隐静脉瓣膜、深静脉瓣膜及深静脉通畅情况。

> **体格检查结果**
>
> T 36.8 ℃，R 19 次/min，P 90 次/min，BP 155/90 mmHg。
>
> 发育正常，营养良好，体型匀称，神志清楚，自主体位，正常面容，表情自如，查体合作。双下肢等长，双下肢小腿段可见明显迂曲扩张浅静脉突出皮肤表面，双下肢呈轻度肿胀，呈指陷性，右下肢大腿段内侧肿胀，沿曲张静脉走向部位可触及硬结，伴压痛。双足皮色、皮温可，双足足背动脉搏动可触及。大隐静脉瓣膜功能试验（Trendelenburg 试验）阳性。

2. 思维引导 下肢静脉功能不全的查体试验：①大隐静脉瓣膜功能试验（Trendelenburg 试验）；②深静脉通畅试验（Perthes 试验）；③交通静脉瓣膜功能试验（Prat 试验）。经检查，大隐静脉瓣膜功能试验阳性，深静脉通畅试验阴性，交通静脉瓣膜功能试验阴性。双下肢大隐静脉功能不全，血栓性静脉炎；下肢肿胀，沿曲张静脉走向部位可触及硬结，伴压痛，提示：血栓性浅静脉炎。

（三）辅助检查

1. 主要内容及目的

（1）血常规、凝血功能、ESR、CRP：进一步证实是否存在感染，结合超声情况判断是否存在感染性血栓性浅静脉炎，有无血小板减少，以评估抗凝时出血风险，查看血浆纤维蛋白原（FIB）/纤维蛋白降解产物（FDP）等指标，排除系统性凝血功能紊乱，必要时评估血栓弹力图评估凝血功能全套。

（2）下肢双向多普勒超声：证实浅静脉腔内是否存在血栓，以及血栓是否蔓延至深静脉系统，查看血栓密度，评估血栓的活动度，了解静脉曲张的穿通静脉的血流方向评估血流动力学，估算血栓蔓延及脱落风险。

（3）心电图：明确是否有心肌缺血、心律失常等器质性心脏病；鉴别患者治疗中突发的胸痛是否合并冠心病。

（4）肝功能、肾功能、电解质：评估是否存在肝功能、肾功能损害以及内环境紊乱。

（5）下肢深静脉造影：评估深静脉血流通畅性，评估瓣膜情况，了解下肢血流情况。

> **辅助检查结果**
>
> （1）血常规、凝血功能、ESR、CRP：WBC 6.7×10^9/L，N% 59.5%，L% 28.8%，RBC 4.23×10^{12}/L，Hb 150 g/L；PLT 218×10^9/L，D-二聚体 1.68 mg/L，CRP 2.73 mg/L，ESR 12 mm/h。
>
> （2）双向多普勒超声：下肢迂曲扩张静脉腔内出现血栓，未蔓延至深静脉系统。
>
> （3）心电图：正常范围心电图。
>
> （4）肝功能、肾功能、电解质：K$^+$ 4.15 mmol/L，Na$^+$ 145 mmol/L，Cl$^-$ 106 mmol/L，BUN 6.5 mmol/L，Cr 63 μmmol/L。
>
> （5）双侧下肢深静脉造影：深静脉血流通畅，大隐静脉主干反流，迂曲扩张（图6-1）。

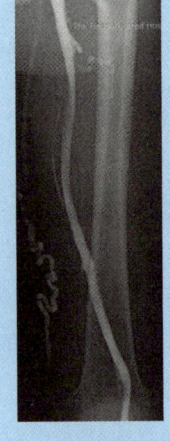

图6-1 下肢深静脉造影

2. 思维引导 下肢血栓性静脉炎的主要检查要点有：①明确诊断，排除非单纯大隐静脉反流导致，排除先天性静脉畸形、血栓后综合征、左侧髂静脉受压综合征及布-加综合征等。②明确有无手术禁忌证，如深静脉血栓形成、急性期感染、出血倾向、心血管疾病风险等。③有无影响手术方式的疾病，如合并房间隔缺损需要避免术中应用硬化剂，合并感染要尽可能避免切口。针对该患者情况进行以上检查。

（四）诊断

1. 诊断 分析上述病史、查体、实验室检查和影像学检查，支持以下诊断：双下肢静脉功能不全（C3 级，VCSS 评分 10 分），血栓性浅静脉炎。

2. 思维引导 根据该患者下肢浅静脉迂曲扩张 10 年，曾诊断为"双下肢静脉功能不全"，下肢肿胀，沿曲张静脉走向部位出现条索样结构或硬结，伴疼痛，考虑血栓性浅静脉炎。患者就诊时检查凝血功能，D-二聚体 1.68 mg/L，提示存在血栓形成可能。下肢多普勒超声提示下肢曲张静脉腔内出现血栓，支持血栓性浅静脉炎的诊断。下肢深静脉造影及彩超均提示下肢深静脉血流通畅。患者正常范围心电图，不考虑冠心病、心功能不全引起下肢水肿。双下肢深静脉造影显示双下肢深静脉瓣膜功能不全，浅静脉曲张，并无深静脉血栓形成。

二、治疗经过

（一）初步治疗

（1）卧床休息、抬高患肢、热疗理敷。
（2）抗凝治疗：低分子肝素、利伐沙班、艾多沙班等。
（3）外用喜辽妥软膏。
（4）消肿活血治疗：迈之灵、柑橘黄酮、血栓通等。
（5）抗凝治疗及静脉炎治疗后，择期行大隐静脉射频闭合、曲张静脉剥脱、曲张静脉硬化治疗术。

（二）手术治疗

对于静脉功能不全患者，保守治疗后症状改善，若不去除静脉曲张病因，可能会再次复发，反复复发刺激周围炎症性渗出，发生色素沉着、皮肤改变、溃疡形成等。所以合并静脉曲张的静脉炎患者，可考虑急性期静脉炎控制后，行静脉曲张手术治疗。

治疗经过

1. 术前准备 患者完善相关检查检验，完善下肢静脉、心脏彩超及下肢深静脉造影，排除手术禁忌证，可行局部麻醉手术，术前无须留置导尿管，术前无须禁食禁水。

2. 手术经过

（1）麻醉方式：局部麻醉。
（2）超声引导下穿刺或局部切开。
（3）射频导管置入大隐静脉主干内。
（4）将导管置于距隐股交界 1.0~1.5 cm 处。
（5）沿大隐静脉主干行程注入麻醉肿胀液，全程麻醉肿胀液注射，直至头端温度降至 30 ℃以下。
（6）治疗温度 85 ℃。

(7) 2~3 cm/min 的速度撤回射频导管,闭合大隐静脉主干。

(8) 小腿静脉曲张团块合并静脉炎以点式剥脱以清除。

(9) 曲张静脉较细处给予硬化剂注射治疗。

3. 术后管理

(1) 心电监护 6~8 h,监测生命体征、血氧饱和度,术后沿大隐静脉走行进行偏心性压迫,外用弹性绷带加压包扎,观察手术切口有无渗血;术后给予抗凝药物,预防血栓形成;给予抗生素应用,预防感染;给予消肿活血药物,促进血液回流,减轻患肢肿胀;心电监护期间可行床上患肢活动,监护去除后可正常下床活动。

(2) 3 d 后可给予手术切口换药包扎,若无伤口感染、渗血等其他特殊情况,可更换医用弹力袜或弹性绷带,建议医用弹力袜或弹性绷带应用 1 个月,择期出院。

思维引导:患者血常规显示白细胞总数正常,血栓性浅静脉炎通常不需要使用抗生素。患者下肢疼痛、肿胀,应该卧床休息、抬高患肢、理疗热敷,且通常后者最为有效。下床活动时,应该穿医用弹力袜。双向多普勒显示迂曲扩张浅静脉腔内有血栓形成,凝血试验显示 D-二聚体升高,提示有血栓形成,采用低分子肝素抗凝治疗,预防血栓蔓延和复发。给予抗凝治疗之前要排除抗凝禁忌证,如活动性出血、活动性消化道溃疡、凝血功能障碍、恶性高血压、细菌性心内膜炎、严重肝肾功能损害、既往有肝素诱导血小板减少症(HIT)及对肝素过敏者,近期脑血管不良事件(脑出血或脑梗死)等。

(三) 随访

术后 2 周逐渐恢复至原运动量,其间建议间断抬高患肢,避免负重;建议术后 1 个月、3 个月、6 个月可行下肢静脉彩超复查。下肢静脉彩超可提示下肢静脉血液回流情况,是否有皮下血肿,甚至是深静脉血栓形成等严重并发症,以便积极早期干预治疗。

三、思考与讨论

患者有长期站立的习惯,是下肢静脉功能不全的常见诱发因素。患者出现下肢静脉迂曲扩张 10 年,并且在 5 个月前出现双下肢肿胀、酸困、沉重感,考虑静脉腔内有血栓形成,支持下肢静脉功能不全的诊断,但应该与深静脉血栓形成相鉴别。患者下肢肿胀应注意心功能是否正常,是否有下肢深静脉血栓形成,可行双向多普勒超声,不仅能发现浅静脉系统中的血栓,还可以了解血栓是否蔓延到深静脉系统。

四、练习题

1. 下肢静脉功能不全的查体有哪些?各有什么临床意义?
2. 下肢大隐静脉功能不全的大隐静脉主干处理手段有哪些?

五、推荐阅读

[1] 陆信武. 蒋米尔临床血管外科学[M]. 5 版. 北京:科学出版社,2018.

[2] PETER GLOVICZKI. 静脉及淋巴系统疾病手册[M]. 4 版. 王深明,陈忠,译. 北京:人民卫生出版社,2021.

(苗仁英 宋 燕)

案例 31　颈动脉狭窄

一、病历资料

（一）门诊接诊

1. **主诉**　一过性晕厥发作 1 d。
2. **问诊重点**　晕厥是指一过性广泛脑供血不足所致短暂意识丧失状态。发作时患者因肌张力消失不能保持正常姿势而倒地，一般为突然发作，迅速恢复，很少有后遗症。应注意询问意识丧失时间、诱发及缓解因素、伴随症状、诊疗经过及治疗效果、既往病史等。

> **问诊结果**
>
> 患者老年男性，公务员，既往高血压 10 年余，冠心病 5 年余，规律口服"氨氯地平片"及"阿托伐他汀片"，控制可；抽烟 15 年，无饮酒；父亲病故于"心肌梗死"。1 d 前无明显诱因下出现一过性晕厥，醒后无其他不适。当地医院就诊，行颈动脉彩超提示：左侧颈动脉重度狭窄。建议转至上级医院治疗。自发病以来，食欲正常，体重无减轻。

3. **思维引导**　患者一过性晕厥发作 1 d。对于头晕的诊断要充分考虑患者的鉴别诊断，一过性缺血、脑梗死、脑出血、癫痫、贫血、体位性低血压、椎动脉型颈椎病、耳石症、低血糖等。根据问诊结果展开下一步诊疗检查。冠心病可能增加手术风险，须在诊疗中充分重视，脑心同病的患者根据情况展开不同治疗。颈动脉彩超提示颈动脉重度狭窄，排除其他诊断，该辅助检查特异性强，可以初步诊断：①颈动脉狭窄；②冠心病；③高血压。

（二）体格检查

1. **重点检查内容及目的**　患者于当地医院行头颈联合计算机体层血管成像（CTA）或彩超示颈动脉狭窄，经病史及体格检查判断患者有无急性脑梗死，行体格检查时注意部分颈动脉狭窄患者于颈总动脉近心端处颈动脉搏动减弱或消失。听诊颈根部和颈动脉行径可以听到杂音，音调高、时间长者提示严重狭窄，而轻度狭窄或完全闭塞者则可能没有杂音。神经系统检查可有阳性体征，有助于了解脑缺血的程度和部位。应仔细检查患者面部对称性、伸舌、语言、肢体运动功能、肢体张力，并进行共济失调试验等。查看颈部皮肤情况，有无感染，有无过度肥胖或化疗导致的局部皮肤纤维化等颈动脉内膜剥脱（CEA）相对禁忌证。

> **体格检查结果**
>
> T 36.3 ℃，R 20 次/min，P 80 次/min，BP 125/80 mmHg。
> 患者营养良好，神志清楚，自主体位，正常面容，表情自如，查体合作。面部对称、伸舌居中、肢体活动正常。左侧颈总动脉近心端搏动稍弱，听诊颈动脉行径听及音调高杂音。双侧巴宾斯基征阴性，双侧霍夫曼征阴性，克尼格征阴性。

2. **思维引导**　经上述体格检查，颈部软，无皮肤感染及其他特异性病变，患者无明显阳性体征，需要完善当地彩超、心电图、CTA等检查,高分辨MRI或颈动脉超声造影评估斑块稳定情况,斑块的稳定程度一定程度上决定了手术干预策略的选择。

(三)辅助检查

1. 主要内容及目的

(1)血常规、血脂、ESR及CRP:入院常规检验,评估一般情况,同时了解患者血脂状况。

(2)颈动脉超声造影:了解患者颈动脉狭窄情况及斑块情况。

(3)头颈心联合CTA:有助于明确诊断,对狭窄部位,长度,与周围组织关系及颈动脉斑块钙化情况,斑块形态,流入道及流出道情况,侧支循环情况,病变段长度,入路的扭曲程度及角度有充分的评估,为术前最常用的评估方法。基本可以替代DSA检查。此外,冠状动脉CTA可以帮助了解患者冠状动脉狭窄情况。

(4)动态心电图:明确心脏功能,有无心率失常、心肌缺血,颈动脉狭窄患者大多存在冠状动脉粥样硬化性心脏病。

辅助检查结果

(1)血常规、血脂、ESR、CRP:WBC $6.47×10^9$/L;甘油三酯 0.89 mmol/L,总胆固醇 4.00 mmol/L,高密度脂蛋白 1.48 mmol/L,低密度脂蛋白 2.09 mmol/L;ESR 21 mm/h;CRP 0.45 mg/L。

(2)颈动脉超声造影:左侧颈内动脉起始部重度狭窄,局部闭塞;左侧颈内动脉起始部前壁斑块内新生血管形成;分级为Ⅲ级(较不稳定斑块)。

(3)头颈心联合CTA:①双侧颈总动脉中远段管壁混合斑,局部管腔轻度狭窄;分叉处及颈内动脉起始处管壁钙斑及混合斑,左侧管腔重度狭窄,右侧管腔中度狭窄。②右冠状动脉全程管壁多发散在钙斑,管腔局限性轻中度狭窄(图6-2)。

(4)动态心电图:①一度房室传导阻滞;②偶发房性期前收缩,部分呈二联律出现,偶呈三联律出现;③偶发室性期前收缩;④ST-T:未见明显异常的动态变化。

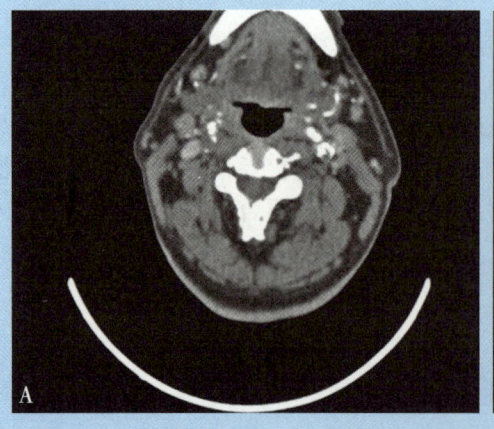 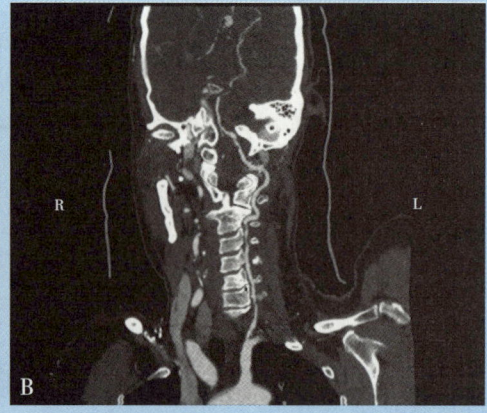

A.颈动脉分叉处横断面CT;B.颈动脉CTA

图6-2 颈动脉CTA

---

2. 思维引导 根据患者1d前无明显诱因下出现一过性晕厥,醒后无其他不适。当地医院就诊,行颈动脉彩超提示:左侧颈动脉重度狭窄。对于有症状的颈动脉狭窄患者,目前临床指南建议积极干预。该患者彩超提示颈动脉重度狭窄,一过性黑曚病史,有手术指征。辅助检查要充分评估

以下几方面。

第一方面,评估颈动脉斑块的性质、狭窄程度及风险。颈动脉超声造影简单易行,对于斑块内新生血管评级很准确,但其缺点是对于操作人员的经验要求比较高。第二方面,心肺功能的评估,对于颈动脉狭窄的患者,尤其对于重症的老年患者,多数合并冠脉病变。临床医生应该通过追问病史,联合辅助检查,充分评估患者围手术期心脑血管风险。第三方面,患者围手术血压、血脂的控制,对于颈动脉狭窄的患者,其术前建议给予血压的控制不应太严格,术后的患者应充分关注血压的控制,术后高血压可能是过度灌注及脑出血的重要诱因。值得注意的是,对于颈动脉支架植入术术后的患者,因支架对颈动脉体的刺激,可能会出现术后的低血压,应给予升压药物应用。对于血脂的控制,高风险患者低密度脂蛋白建议控制在 1.4 mmol/L 以下同时在原有基础上降低 50%,以降低围手术期的斑块不良事件。

(四)诊断

1. 诊断　通过临床表现和辅助检查,多可诊断颈动脉狭窄,并可以初步完成诊断。以往认为动脉造影是必不可少的确诊和制订治疗方案的依据,目前颈动脉 CTA 检查多可以替代动脉造影。

2. 思维引导　患者颈动脉狭窄诊断明确,CTA 示左侧颈内动脉起始处重度狭窄,颈动脉造影示Ⅲ级斑块,无急性期脑梗死,该患者具有手术指征。结合冠状动脉 CTA 及心内科会诊后,该患者可行手术治疗。

二、治疗经过

(一)保守治疗

对于颈动脉狭窄性病变,使用严格的抗血小板和他汀类药物治疗是目前公认的有效的治疗方法。其可以延缓病变的进展,降低脑卒中的发生率。对没有禁忌证的患者无论手术与否都应给予抗血小板药物治疗。目前常用的抗血小板聚集药物包括:阿司匹林和氯吡格雷。他汀类药物可起到降低血脂水平、恢复内皮功能和稳定斑块的作用。药物治疗也是术后巩固疗效,防止复发的主要方法。

(二)手术治疗

手术原则,对于狭窄程度≥60%无症状颈动脉狭窄的患者,单纯最佳药物治疗仍认为卒中风险增加,故推荐颈动脉内膜剥脱术。

对于狭窄程度在 50%~90% 之间的症状性颈动脉狭窄患者,评估排除手术禁忌证后,建议早期进行动脉内膜剥脱术,最好在第一次神经事件发生后两周内进行。

治疗经过

1. 术前准备　患者颈动脉狭窄,影像学显示左侧颈动脉重度狭窄,斑块分级Ⅲ级,术前晚不禁食,术日手术前 6 h 禁饮水,术前即刻留置导尿管。

2. 手术经过

(1)静脉吸入复合麻醉。

(2)颈动脉内膜剥脱术　患者取仰卧位,全身麻醉达成后经鼻气管插管,左颈部消毒铺巾,沿左侧胸锁乳突肌前缘做一长约 6 cm 斜切口,依次切开皮肤、皮下组织,打开颈阔肌,分离胸锁乳突肌,游离暴露左颈总、颈内、颈外动脉,各套扎阻断带备用,探查可触及颈动脉分叉部及颈内动脉起始处质硬斑块，颈内动脉远端搏动差。遂控制性升高血压，外周应用肝素 4000 U，依次阻断颈内动脉、颈总动脉、颈外动脉，沿颈内动脉起始处切开颈总动脉并延伸至颈内动脉，长约 5 cm，剥脱颈内动脉斑块至正常管腔，肝素水反复冲洗血管腔。6-0 Proline 线连续缝合颈内动脉与颈总动脉。依次开放颈内动脉、颈总动脉、颈外动脉，缝合处无出血、渗血，并控制性降血压及应用甘露醇降低颅内压。确切止血，留置护固莱士胶于颈动脉周围，皮下留置引流管，检查纱布器械无误，逐层缝合切口并包扎，手术结束。

3. 术后管理　术后留置引流管 2 d，观察无活动性出血，即拔除；术后给予阿司匹林+氯吡格雷联合抗血小板；应用甘露醇及糖皮质激素降低颅内压及防止脑过度灌注损伤；早期下床活动。

思维引导：患者颈动脉重度狭窄，局部闭塞；左侧颈内动脉起始部前壁斑块内新生血管形成，分级为Ⅲ级（较不稳定斑块），优先选择颈动脉内膜剥脱术。患者冠心病，给予数字减影血管造影评估风险后在严密监护下完善手术，术后控制血压，降低过度灌注风险，加强围手术期监测，术后恢复顺利。对于高风险的 CEA 术后患者，严格控制血压、血糖、血脂，关注患者情况，注意随访。

三、思考与讨论

患者颈动脉重度狭窄，完善检查提示颈内动脉重度狭窄，完善相关检查，严密监护下行 CEA 手术治疗，术后患者恢复良好，加强规律随访。该患者颈内动脉重度狭窄，不稳定斑块，斑块脱落导致脑梗死风险高，脑卒中出现偏瘫等症状会严重威胁患者生活质量，严重者危及生命。脑卒中防治工作的推进，使关口前移，极大地减少了患者出现脑梗死的风险，给患者以后的生活质量带来了极大的提高。有两个方面需要引起重视，一方面是术后患者高危风险的管控，包括抽烟、高血压、高血糖、高血脂等高危因素的管控。另一方面是，作为预防手术，一定要提高各中心筛查、操作及围手术期管理，提高围手术安全性，防治出现因医疗带来的医源性损害。提高质量、端口前移、长期管控，为守护患者血管健康贡献血管外科医生的最大力量。

四、练习题

1. 颈动脉狭窄治疗手段有哪些？
2. 颈动脉狭窄的手术指征是什么？
3. 颈动脉狭窄患者术后管理应该注意哪些方面？

五、推荐阅读

[1] 陈孝平,汪建平,赵继宗.外科学[M].9 版.北京:人民卫生出版社,2018.
[2] 陆信武.蒋米尔临床血管外科学[M].5 版.北京:科学出版社,2018.
[3] 中华医学会外科分会血管外科学组.颈动脉狭窄诊治指南[J].中华血管外科杂志.2017,2(2):78-84.

（苗仁英　宋　燕）

案例 32　下肢动脉硬化闭塞症

一、病历资料

（一）门诊接诊

1. 主诉　右下肢间歇性跛行4年,伴静息痛半年。

2. 问诊重点　跛行为下肢运动系统及血管外科常见症状,应注意疼痛部位、性质、严重程度、诱发及缓解因素,伴随症状,诊疗经过及治疗效果,既往病史以及血压、血脂、血糖等情况。

3. 问诊内容

（1）诱发因素:行走后出现,右下肢皮肤发凉,高度怀疑动脉系统疾病;午后出现,可能与静脉系统、周围神经或者腰椎相关。

（2）主要症状:前期行走后疼痛,后期休息状态下地也会出现右下肢疼痛,夜间明显,右下肢皮温较对侧明显低。疼痛部位为肢体远端,伴随皮温降低,考虑动脉可能性较大。若无皮温减低,可能与周围神经系统或肌肉系统有关;若皮温升高,可能为静脉系统疾病。

（3）伴随症状:伴有静息痛,提示严重缺血。

（4）诊疗经过:在当地医院检查结果,治疗后效果,提示既往诊断方向正确否,指导进一步检查。

（5）病程中一般情况:疾病过程对饮食、休息、大小便及体重的影响,反应疾病的病程及严重程度,同时着重询问饮食量及体重的变化,以便营养风险筛查和评估。

（6）既往史:既往疾病状态、治疗方案及治疗结果,帮助鉴别高危因素;既往合并高血压、高血脂及糖尿病等,高度提示动脉系统硬化可能。

（7）个人史:长期吸烟史、饮酒史,警惕脉管炎等。

（8）家族史:糖尿病及高血压等多有遗传背景。

问诊结果

男性,60岁。右下肢间歇性跛行4年,静息痛半年。

患者4年前逐渐开始出现右下肢行走后酸胀,疼痛,休息后缓解,无下肢感觉,未予以重视,未到医院治疗。4年来,自觉症状逐渐加重,伴行走距离逐渐缩短,右下肢皮肤发凉。近半年症状加重明显,难以行走,休息状态下地也会出现右下肢疼病,夜间明显,右下肢皮温较对侧明显低。送到医院门诊治疗。患者近半年饮食、睡眠、精神较差,体重较半年前减轻。既往史:高血压病史12年,最高血压165/95 mmHg,每天服用硝苯地平缓释片 30 mg/次,每日2次,血压控制在130/80 mmHg左右,无糖尿病、心脏病病史。吸烟30年余,每天10支,已戒烟3年。

---

4. 思维引导　患者男性,年龄>50岁,下肢间歇性跛行,皮温降低,逐渐出现静息痛,无糖尿病病史,高度怀疑下肢动脉硬化闭塞症。

（二）体格检查

1. 重点检查内容及目的　患者于当地医院未进行治疗,因此缺乏相应辅助检查结果,重点关注患者体格检查情况,比如动脉搏动情况,下肢皮温情况,以及感觉和运动情况。

体格检查结果

T 36.8 ℃,P 84 次/min,R 20 次/min,BP 150/90 mmHg。

双肺呼吸音清,心音可,未闻及心脏杂音,腹平软,无压痛和反跳痛。右下肢皮色苍白,未见明显溃疡,大腿中段以下皮温较对侧低,足部皮温发凉,足趾有轻度触痛,右侧股动脉搏动可,腘动脉、足背动脉、胫后动脉未扪及搏动,右下肢活动可。左下肢股动脉、腘动脉、足背动脉搏动可,胫后动脉未扪及搏动,余未见明显异常。踝肱指数:左下肢1.1,右下肢测不到。双侧颈动脉、肱动脉搏动可。

2.思维引导 经上述体格检查,发现右下肢动脉搏动未触及,踝肱指数测不到,提示右下肢动脉硬化闭塞,缺血症状明显,该患者合并静息痛,评定为Fontaine Ⅲ期。

(三)辅助检查

1.主要内容及目的

(1)血常规、肝功能、肾功能、电解质、传染病、凝血功能、尿常规、大便常规等检查:入院常规检验,评估一般情况,同时了解有无高脂血症。

(2)心电图、心脏彩超:明确心脏功能。

(3)影像学:彩色多普勒超声无创、方便、迅速,能明确动脉、静脉血流情况,以及血管狭窄部位和程度。下肢动脉CTA是该病的首选检查方法。

辅助检查结果

(1)血常规及大便常规:血常规正常,大便常规隐血阴性。

(2)心电图:正常。

(3)下肢动脉CTA:右侧股浅动脉闭塞,胫后动脉、腓动脉节段性闭塞,股深动脉大量侧支血管形成,动脉多发钙化斑块形成,管腔弥漫性不规则"虫蚀状"狭窄,提示动脉硬化闭塞改变(图6-3)。

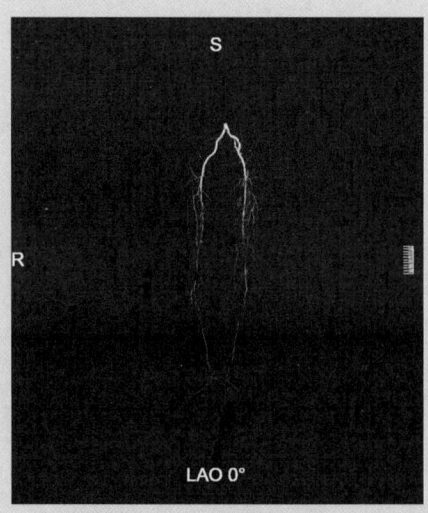

图6-3 下肢动脉CTA提示动脉硬化闭塞改变

思维引导：根据患者CTA，应考虑如何与其他下肢动脉缺血性疾病鉴别。

下肢缺血性疾病主要包括：下肢动脉硬化闭塞症、下肢动脉栓塞和血栓闭塞性脉管炎。

(四) 诊断

1. 诊断 分析上述病史、查体、辅助检查结果，给出诊断：右下肢动脉硬化闭塞症。

2. 鉴别诊断

（1）急性动脉栓塞：下肢动脉急性栓塞的患者下肢CTA结果，下肢动脉均突然中断，未见明显血管钙化斑块和侧支血管形成。

（2）血栓闭塞性脉管炎（Buerger病）：下肢血栓闭塞性血管炎患者的下肢CTA结果，肢体远端中、小动脉节段性狭窄、闭塞，受累动脉血管壁光滑平整，未见明显钙化斑块。

3. 患者严重程度评定 下肢动脉硬化闭塞症的分期。

Fontaine Ⅰ期：轻微症状期，患者无症状或有轻微症状，如患肢怕冷、行走后易疲劳等。体格检查下肢动脉可扪及搏动，但行走一段距离后，下肢动脉搏动可减弱甚至消失。

Fontaine Ⅱ期：间歇性跛行期，间歇性跛行是动脉硬化闭塞症的特征性表现，表现为行走一段距离后，由于狭窄的动脉无法满足肌肉血液灌注增加的需求，出现小腿酸痛，被迫休息一段时间后再继续行走。按最大行走距离可分为两期，>200 m为Ⅱa期，≤200 m为Ⅱb期。

Fontaine Ⅲ期：静息痛期，当病变的动脉不能满足下肢静息状态下血供时即出现静息痛。疼痛多位于前半足或足趾端，夜间明显。患者常屈膝，整夜抱膝而坐。患肢常有营养性改变，皮肤"蜡纸样"，指甲生长缓慢且变性增厚，患足潮红但上抬时呈苍白色，小腿肌肉萎缩。

Fontaine Ⅳ期：溃疡和坏死期，当患者血液灌注连最基本新陈代谢都无法满足，连轻微的损伤也无法修复时出现肢端坏疽。坏疽可逐渐增大，合并感染可加速组织坏死。

4. 术前重要脏器功能评估 手术前患者心肺功能（心电图、心脏彩超、肺部CT）评估良好，凝血功能、传染病等筛查正常。

5. 思维引导 患者应采取哪些治疗措施？

思路1：首先应采取非手术治疗，包括戒烟，避免足部损伤，控制血压、血糖、血脂，改善高凝状态，促进侧支循环形成。

思路2：该患者采取手术治疗的目的是重建血运，挽救濒危患肢。首选经皮腔内血管成形血管支架植入术。

二、治疗经过

(一) 手术治疗

1. 手术方式选择 首选经皮腔内血管成形血管支架植入术。

2. 围术期管理 注意观察穿刺点情况，评估患者远端动脉血供改善情况及运动耐受情况。

治疗经过

1. 术前准备　术区备皮。
2. 手术经过

（1）局部浸润麻醉。

（2）手术经过：患者局麻监护下行右下肢动脉造影+球囊扩张并闭塞段动脉内支架植入术。穿刺左侧股动脉，通过导管和血管鞘的引导和支撑，将导丝穿过右侧股浅动脉和膝下远端动脉的闭塞段，在导丝的引导下，采用与血管直径匹配的球囊导管置于病变段动脉，适当扩张球囊使

> 闭塞的血管恢复正常管径,再在导丝的引导下,将血管支架置于狭窄的股浅动脉内,最后再用球囊在支架内适当扩张,恢复血运。
>
> 3. 术后　患者症状明显缓解,右下肢疼痛症状消失,跛行距离大约500 m,出院。

3. **思维引导**　治疗下肢动脉硬化闭塞症也可选用其他手术方式。

(1) 动脉旁路手术:即采用人工血管或自体静脉在闭塞动脉段近、远端做解剖旁路或解剖外旁路的转流,是治疗下肢动脉硬化闭塞症的重要手术方式,一般用于腔内手术难以重建血流的严重病变或腔内手术失败后。

(2) 截肢术:适用于已经发生大片坏疽的患者,先采用腔内手术或者旁路手术重建部分血流,可有效降低截肢平面。

(3) 其他手术方式:包括血栓内膜切除术,动脉静脉化手术等。

二、思考与讨论

下肢动脉硬化闭塞症是一个威胁老年患者肢体安全及生命安全的重要疾病,严重者导致肢体坏死、感染及毒素释放入血,可严重影响患者生活质量及生命安全,给患者、家属及社会造成沉重负担及严重危害。控制危险因素的同时,如果能够早期进行有效诊治,可以大大提高治疗效果,改善患者生活及生存质量。目前随着腔内技术的革新进步,越来越多复杂的下肢动脉病变已经能够进行腔内治疗。而且腔内治疗创伤小,恢复快,可重复性强,已经成为下肢动脉硬化闭塞症的首选治疗。该患者经过腔内治疗顺利开通血管,解除症状,获得了良好的临床效果。

三、练习题

1. 下肢动脉硬化闭塞症治疗手段有哪些?
2. 下肢动脉硬化闭塞症的手术指征有哪些?
3. 下肢动脉硬化闭塞症的临床分期是什么?
4. 下肢动脉硬化闭塞症的其他治疗手段有哪些?

四、推荐阅读

[1] 中华医学会外科学分会血管外科学组.下肢动脉硬化闭塞症诊治指南[J].中华医学杂志,2015,95(24):1883-1896.

[2] MICHAEL S. CONTE, ANDREW W. BRADBURY, PHILIPPE KOLH, et al. Global vascular guidelines on the management of chronic limb-threatening ischemia[J]. J Vasc Surg. 2019,69(6S):3S-125S.

[3] EUROPEAN SOCIETY FOR VASCULAR SURGERY (ESVS). 2024 Clinical Practice Guidelines on the management of asymptomatic lower limb peripheral arterial disease and intermittent claudication [J]. Eur J Vasc Endovasc Surg. 2024,67(1):9-96.

(王彦军)